Dr. Bernard A. Bäker · Dr. Peter Reisky
Die verrückte Bandscheibe

Die Deutsche Bibliothek – CIP-Einheitsaufnahme

Bäker, Bernard A.:
Die verrückte Bandscheibe: Wirbelsäulenbeschwerden und ihre Behandlung /
Bernard A. Bäker; Peter Reisky. – München: Ehrenwirth, 2000
(Ratgeber Ehrenwirth)
ISBN 3-431-04014-4

ISBN 3-431-04014-4

Internet: www.ehrenwirth.de
Redaktionelle Bearbeitung: Manfred Grauer, Fürstenfeldbruck
Zeichnungen: Franz Kossek, Kirchheim
Umschlag: Rainald Schwarz, München
Umschlagfotos: Tony Stone, München
Satz: Blank Satzstudio GmbH, München
Druck: Freiburger Graphische Betriebe
Printed in Germany

# Inhalt

»Vom Schmerz weiß der Anatom das wenigste,
der Physiologe mehr, der Kliniker viel
und der Patient am meisten.«

*Max Kantner*

# Vorwort

Seit 4 – 4,5 Millionen Jahren gibt es auf der Erde Menschen. »4 Millionen Jahre Mensch« heißt auch eine Wanderausstellung, die seit 1998 zeigen will, was seit damals aus uns geworden ist. 4 Millionen Jahre Mensch bedeutet auch 4 Millionen Jahre »verrückte Bandscheibe«.

Als 1980 die 1. Auflage des von Dr. med. Bernard A. Bäker verfaßten Ratgebers »Die verrückte Bandscheibe« erschien, war das Thema Wirbelsäulenbeschwerden genauso aktuell wie heute. Auch wenn sich inzwischen die medizinischen Erkenntnisse zu dieser Thematik nicht wesentlich geändert haben, müssen in eine Neuauflage doch einige Neuerungen und Veränderungen einfließen. So hat sich z.B. die Ansicht durchgesetzt, daß es sehr wohl Bandscheibenerkrankungen durch Berufsausübung gibt, und bestimmte Wirbelsäulenleiden wurden in die Berufskrankheitenverordnung aufgenommen.

Die 6 bisherigen Auflagen dieses Ratgebers beweisen, daß sich das Buch hinsichtlich Inhalt und Aufbau bewährt hat. Zweitautor und Verlag wollten deshalb die vorliegende 7. Auflage nur behutsam umgestalten und keinesfalls den »roten Faden« des Erstautors verlieren. Mögen auch alle weiteren Auflagen der »verrückten Bandscheibe« zahlreiche Leserinnen und Leser finden!

*Dr. med. Peter Reisky*

# Ein Hexenschuß-Patient

»Als mein Vater seine Bandscheibe spürte, nannte man das Hexenschuß. Mein Vater hatte oft einen Hexenschuß. An solchen Tagen hielt er sich krumm wie ein Reitersäbel. Und wenn er durch die Straßen ging, den Blick starr aufs Pflaster gerichtet, und jemand fragte ihn teilnahmsvoll, ob er was verloren habe, wurde er böse.

Meistens bekam er den Hexenschuß, wenn er im Haushalt helfen sollte. Verbogen wie ein Fragezeichen blieb er steif stehen. Meine Mutter war das schon gewöhnt, sie faltete seufzend die Hände. Meinen Vater bedauerte sie weder, noch kümmerte sie sich um ihn; sie wußte aus Erfahrung, sie würde ihn damit nur reizen. Später war es ihm aber schon gelungen, seine Haltung zu verändern. Er stand jetzt steif nach vorne geknickt, wie ein Winkeleisen.

Als ich selbst zum erstenmal einen Hexenschuß bekam, war das für meine Frau ebenfalls neu. Ich hatte vom Teppich eine Büroklammer aufgehoben und wollte mich wieder aufrichten, da traf mich ein solcher Schmerz im Kreuz, daß ich nicht wieder hochkommen konnte. Ich stand somit gleich wie ein Winkeleisen. Meine Frau sah das interessiert und fragte mich: »Suchst du etwas? Oder warum stehst du so gediegen?«

Wenn ich gekonnt hätte, wäre ich über diese Lieblosigkeit in die Luft gegangen. Aber ich konnte nicht. Ich sagte mir: »So ist das also!« Und ich nahm mir vor, nie wieder über jemanden zu lachen, der einen Hexenschuß hat.

Zu meiner Frau sagte ich: »Lach gefälligst nicht so!«

»Ach«, lachte sie, »wenn du wüßtest, wie komisch du aussiehst.«

(Der Autor dieser Zeilen schildert dann, was er alles unternommen hat, um seinen Hexenschuß loszuwerden. Am Ende verordnete ein Professor ihm ein Korsett.)

»Nachdem ich das Korsett ein Jahr getragen hatte, legte ich es ab. Es war mir lästig, mich ständig so beengt zu fühlen. Aber schon nach einem Vierteljahr fing die Bandscheibe an zu schaben, und dann allmählich trat sie wieder mit dem Absatz.

In jener Zeit wurde ich bekannter durch meine Bandscheibe als durch meine Arbeiten. Wenn ich unterwegs war, um meine Arbeiten zu verkaufen, trug ich sie im Rucksack; es war weniger schmerzhaft, einen Rucksack zu tragen als eine Aktentasche.

Überdies drückte der Rucksack auf die Bandscheibe, und das war angenehm. Statt nach meinen Arbeiten zu fragen, erkundigte sich jeder nach meiner Bandscheibe, und wenn ich den neuesten Stand berichtet hatte, war die Gesprächszeit um, und ich konnte wieder gehen.

Ich war damals wirklich voller Überraschungen. Wenn ich mir die Nase putzen mußte, setzte ich mich erst hin; und wenn ich sie putzte, rutschte ich, wie vom Blitz getroffen, vom Stuhl hinunter. Das war der Fußtritt. Da diese Vorstellungen sich häuften, nahm man mich immer weniger ernst.«

(Der Verfasser beschreibt weiter, wie er bei Glatteis ausrutscht, sich nicht mehr bewegen kann und von einem Freund in die Klinik gefahren wird.)

»Er führte mich dem Arzt und Chiropraktiker vor. Der Arzt sagte zu meinem Freund: ›Nun lassen Sie ihn mal los!‹ ›Können Sie sich wenigstens auf diesen Tisch legen?‹ fragte der Arzt. Es war eine Art Operationstisch. Dann sah ich gerade noch, wie der Chiropraktiker seine Arme auseinanderknotete, und dann war ich schon weg. Eine Schwester hatte mir in den Arm eine Spritze gegeben. ›Kleine Narkose‹, sagte sie.

Nach einer Stunde wachte ich auf und konnte wieder gehen. Am dritten Tag lief ich wie früher hinter der Straßenbahn her und kriegte sie noch. Es war wie ein Wunder. An der Meinung der Leute über mich hat sich nur wenig geändert. Ich gelte auch immer noch als höflich, weil ich bei jeder Begrüßung tiefe Verbeugungen mache. Daß ich dabei heimlich meine Bandscheibe übe, sage ich selbstverständlich nie.«

*Auszüge aus dem Buch »Ich komme vom Mond« (Agentur des Rauhen Hauses, Hamburg) von Hans-Jürgen Weidlich. Der Verfasser war Patient des Ratgeber-Erstautors Dr. med. Bernard A. Bäker. Weidlich hat seine Erlebnisse gekonnt in humorvoll übertriebener Art geschildert.*

# Die Wirbelsäule als zentrale Funktions-Einheit

**Besondere Stellung der Wirbelsäule**

Der menschliche Organismus ist wie ein Computer programmiert. Alle Einzelteile sind miteinander verbunden. Die Wirbelsäule nimmt eine besondere Stellung ein, da über sie praktisch alle Körperbewegungen ihren Ausgang nehmen. Genaugenommen hat sie viele Funktionen:

- Sie trägt den Körper.
- Sie hält ihn im Gleichgewicht.
- Sie fängt Stöße ab.
- Sie schützt das Rückenmark und die vom Rückenmark ausgehenden Nerven.

**Bewegungssegmente**

Die Wirbelsäule besitzt 31 – 32 »Bewegungs-Segmente«. Diese Zahl entspricht der Anzahl der Wirbelkörper. Jeder Mensch besitzt demnach:

- 7 Halswirbelkörper,
- 12 Brustwirbelkörper,
- 5 Lendenwirbelkörper,
- 5 – 7 Kreuzbeinkörper und
- einige Steißwirbelkörper,

verbacken zum »Steißbein«.

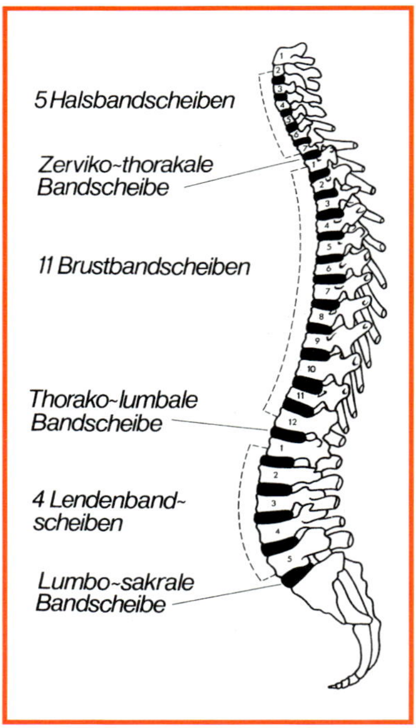


*Die Wirbelsäule*

- 24% der bandscheibenbedingten Erkrankungen betreffen die *Halswirbelsäule* (HWS-Syndrom oder Zervikal-Syndrom).
- 13% der bandscheibenbedingten Erkrankungen betreffen die *Brustwirbelsäule* (BWS-Syndrom oder Thorakal-Syndrom).
- 62% der bandscheibenbedingten Erkrankungen betreffen die *Lendenwirbelsäule* (LWS-Syndrom oder Lumbal-Syndrom).

Den Ausdruck »Bewegungs-Segment« prägte 1951 der Wirbelsäulenforscher *H. Junghanns*. Man versteht darunter den Wirbelkörper mit den dazugehörigen Wirbelgelenken, der Bandscheibe, den Bändern und Muskeln. Die Bewegungs-Segmente sind auf diese Weise untereinander verbunden, aber in gewissen Grenzen gegeneinander beweglich.

Zwischen den Wirbelkörpern der Wirbelsäule liegen die Bandscheiben. Es gibt 23 »Zwischenwirbelscheiben«, allgemein als »Bandscheiben« bekannt. Zwischen dem 1. und 2. Halswirbelkörper liegt keine Bandscheibe. Im Gegensatz dazu besitzt das Kreuzbein entwicklungsgeschichtlich ebenfalls Bandscheiben, die mit der weiteren Ausbildung des Körpers vollständig verschwinden. Zwischen Kreuzbein und Steißbein und zwischen den einzelnen Wirbelkörpern des Steißbeines befinden sich Zwischenwirbelscheiben, in denen jedoch der Gallertkern fehlt. Kreuzbeinwirbel und Steißbeinwirbel sind knöchern miteinander verbunden und gegeneinander nicht mehr beweglich. Die knöcherne Verbindung wird Synostose genannt.

Zwischenwirbelscheiben

Synostose

Die Bandscheiben sind zwischen jeweils zwei Wirbelkörpern angeordnet. Der Aufbau einer Bandscheibe ist differenzierter, als man früher angenommen hatte. Es handelt sich nicht einfach um ein Stück gummiartige Zwischenscheibe, sondern um ein mehrschichtig aufgebautes Gebilde: Im Mittel ist es etwa 7 – 12 mm hoch, zur Mitte hin etwas flacher, zum Rand hin etwas höher. Ober- und Unterseite der Wirbelscheibe sind mit einer Knorpelschicht bedeckt. Ein Teil des Inneren besteht aus einem weichen, gallertigen Kern, der aus Faserknorpel und gewucherten Resten der sog. Chorda dorsalis entstand. Die Chorda dorsalis, auch Rückensaite genannt, ist das frühembryonale Entwicklungsstadium des Achsenorgans, aus dem die Wirbelsäule mit den Wirbelkörpern hervorgeht. Nur noch im Gallertkern der Bandscheibe sind die frühembryonalen Chordazellen nachweisbar, die während des weiteren Wachstums allmählich verschwinden.

Knorpelschicht

Weil der weiche gallertige Kern, auch Nucleus pulposus genannt, bei leichtestem Druck wie ein Pudding auseinanderfließen würde, muß er natürlich zusammengehalten werden. Dies besorgen äußere, ringförmige Schichten von Faserknorpel und Bindegewebe, der sog. Faserring oder Anulus fibrosus.

Nucleus pulposus

Die gesunde Wirbelsäule erfüllt zahlreiche Bewegungsfunktionen. Wenn wir alle Wirbelkörper mit den dazwischen liegenden Bandscheiben aufeinanderstapeln, kommt dabei die Wirbelsäule des aufrecht gehenden Menschen heraus. Nur darf man sich die Wirbelsäule nicht einfach als senkrechten, geraden Turm aus den knöchernen Wirbelkörpern und Zwischenbandscheiben vorstellen, sondern es besteht noch eine zusätzliche und sehr wichtige Besonderheit.

**!** Der Schöpfer eines solchen Gebildes wie der Wirbelsäule hatte sich sicher etwas dabei gedacht, als er den Menschen gewissermaßen erlaubte, sich aufzurichten und in den zweibeinigen Gang überzugehen. Die Wirbelsäule ist nämlich seitlich betrachtet – von vorn nach hinten – zusätzlich gewölbt, so daß eine flache Doppel-S-Form entsteht. Wozu dieser komplizierte Aufbau aus Wirbelkörpern, Bandscheiben und der zusätzlichen Mehrfachbiegung der gesamten Wirbelsäule? Es wäre doch viel einfacher gewesen, den ganzen Apparat von oben nach unten als geraden Stab zu bauen!

In der Natur gibt es für jede Konstruktion eine sinnvolle Begründung. Dies trifft selbstverständlich auch auf den Bau der Wirbelsäule zu. Man stelle sich einmal vor, der Mensch besäße einen starren Stab als Wirbelsäule. Bereits bei einem Sprung würden ungeheure Kräfte nach oben bis in den Kopf fortgeleitet und hier konzentriert. Ein solcher Sprung würde ausreichen, eine schwere Gehirnerschütterung hervorzurufen, wenn nicht gar eine Gehirnquetschung. Mit gewaltiger Wucht würde das Gehirn gegen die starre Schädeldecke prallen.

**Kräfte beim Springen**

Aufgrund der Elastizität der Wirbelsäule passiert dies aber nicht, weil zahlreiche verschiedene Mechanismen den Stoß abpuffern. Zudem sind die Wirbelkörper durch kleine Gelenke, die Wirbelgelenke, miteinander verbunden. Sie fangen Druckkräfte zusätzlich federnd ab. Verfolgt man diesen Elastizitätsmechanismus weiter nach unten, so sind auch die Knorpelschichten der großen und kleinen Gelenke der Beine Hilfen, um beim Springen den Aufprall des Körpers abzumildern. Gehen wir noch ein Stück weiter, so federt auch der komplizierte Mechanismus der Gelenke in den Hüft-, Knie- und Fußgelenken die Kraft nach oben ab. Der Halteapparat aus Gelenkkapseln, Bändern und Muskulatur hilft, den »elastischen Stab« so zu stabilisieren, daß mit dem Übergang zur aufrechten Haltung die Wirbelsäule nicht überbeansprucht wird.

**Wirbelgelenke**

Wie erstklassig dieser Federungsmechanismus der Wirbelsäule im Zusammenhang mit den Gelenken der Beine funktioniert, kann man jeden Winter bei den Skispringern sehen. Ich möchte auf das Thema Sport und Wirbelsäule noch näher eingehen, glaube aber, daß dies ein

**Skispringen**

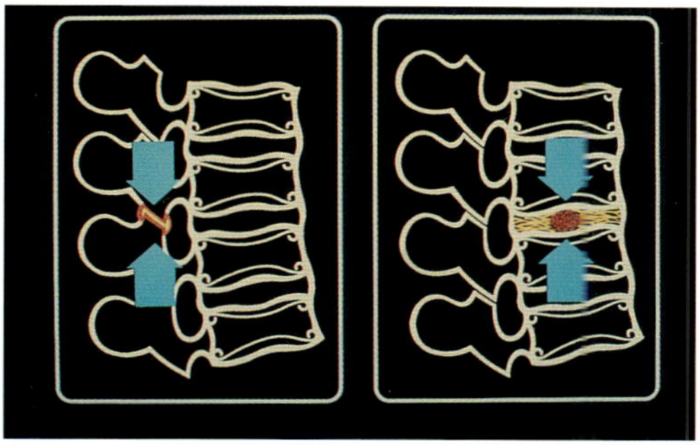

*Die Wirbelkörper und die Wirbelgelenke*

schönes Beispiel ist, mit welchen mechanisch-dynamischen Gewalten die Natur fertig wird. Denn in Wirklichkeit ist kein Lebewesen von vornherein dafür konstruiert, Flüge von 130 m und weiter über die Skisprungschanze zu machen und dann auch noch sicher und heil auf der Erde zu landen.

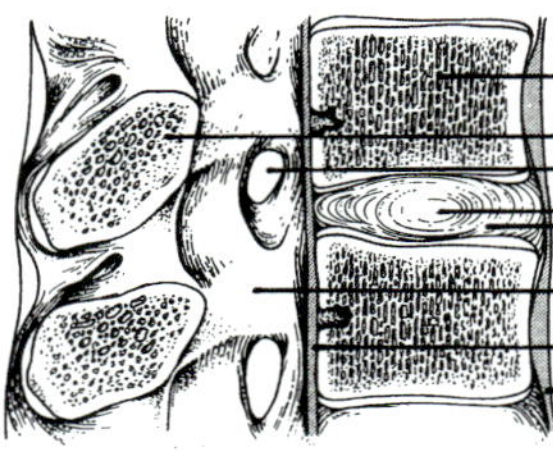


***Normale Bandscheibe zwischen zwei Wirbelkörpern***

Wir müssen die Wirbelkörper mit der Bandscheibe noch etwas näher betrachten und können dies sehr schön anhand der Zeichnungen tun. Hier sieht man, daß die Wirbelkörper an ihren Ober- und Unterflächen nicht glatt wie eine Tischfläche sind, sondern ganz leicht eingedellt, also schüsselförmig, erscheinen. In diese »Schüssel« wird die Zwischenwirbelscheibe »eingelegt«. Schon das allein gibt ihr einen solchen Halt, daß sie nicht ohne weiteres aus ihrer Lage nach vorn, zur Seite oder nach hinten herausrutschen kann. Hinzukommen sog. vordere und hintere Längsbänder, die der Bandscheibe zusätzlichen Halt vor allem dann geben, wenn sich der Mensch nach vorn oder hinten überbeugt. Dabei entstehen erhebliche einseitige Drücke auf die Bandscheibe, so daß sie ohne die beschriebenen Zusatzeinrichtungen nach hinten oder nach vorn herausgequetscht würde.

**Längsbänder**

Die Elastizität der Zwischenwirbelscheibe wird ähnlich wie beim Gelenkknorpel durch Einlagerung großer Mengen Wassers gewährleistet. Wenn die Wirbelsäule zusammengedrückt wird, bleibt das Gesamtvolumen der Bandscheibe zwar erhalten, sie verformt sich aber so, daß sie – übertrieben – seitlich etwas herausquillt. Im mittleren Bereich der Bandscheibe wird der gallertige Kern schmaler, rundherum zur Seite gedrückt, so daß Stöße und Drücke abgefedert und gepuffert werden.

Man kann die gesunde Bandscheibe auch mit einem Wasserkissen vergleichen. Laut *Dr. F. Biedermann* bildet die Bandscheibe den Schlüssel zum Funktionieren der Wirbelsäule und hängen die meisten Wirbelsäulenstörungen mit der Bandscheibe zusammen.

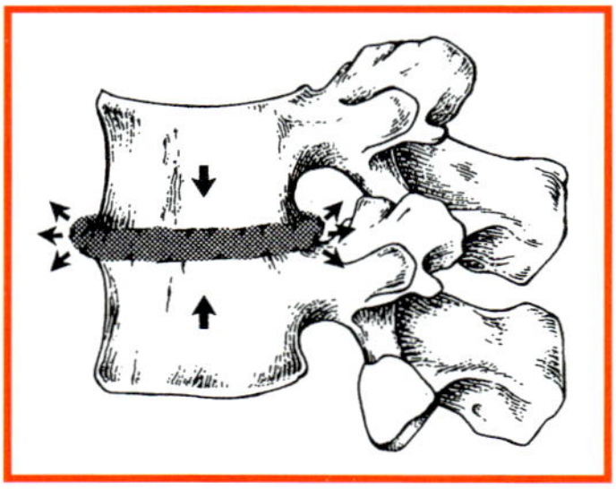

***Übertrieben dargestellte Kompression einer Bandscheibe unter Druck und Belastung***

## So kam der Mensch auf zwei Beine

Wer hat uns vor 4 – 4,5 Millionen Jahren eigentlich gesagt, sich auf zwei Beine zu stellen und als Zweibeiner durch die Welt zu rennen? Paläomediziner meinen: Savanne, Hitze und hohes Gras waren die Ursache dafür, daß sich aus einem Vierbeiner-Vorfahren der aufrechtgehende Mensch entwickelt habe.

**Gründe für aufrechten Gang**

Die Wissenschaftler gehen davon aus, daß der Mensch erstmalig in den Gebieten der Erde auftauchte, wo die Überlebenschancen am größten waren. Das sind Gegenden, in denen ausreichend Nahrung und Unterschlupf gefunden werden konnten, ohne daß schwerwiegende Bedrohungen des Lebens zu erwarten waren. Wenn hier Tiere genügend Futter finden, so müßte das auch dem Zweibeiner Mensch gelingen. Während aber die in der Savanne herumstreunenden vierbeinigen Tiere auch bei großer Hitze und relativ dickem Fell genügend Möglichkeiten entwickelten, um einen Hitzestau im Körper zu vermeiden, war der Vorläufer des Menschen nicht so gebaut. Vierbeiner verdunsten Feuchtigkeit über das Fell, durch Hecheln über Zunge und Nase. Beispielsweise bietet ein Hund eine größere »Angriffsfläche« als ein aufrechtgehender Mensch, wenn Wärme von der Erde abstrahlt.

**Hitzestau**

So hat sich das Lebewesen Mensch aufgerichtet. Damit bot es der Sonneneinstrahlung weniger Angriffsfläche auf den Rücken und gleichzeitig wurde die Angriffsfläche für die Abstrahlungswärme vom Erdboden her gegen den Bauch verringert. Durch den aufrechten Gang konnte der Mensch das hohe Gras besser überblicken als die vierbeinigen Tiere. Er vermochte auf diese Weise angreifende Raubtiere früher und schneller zu erkennen oder selbst besser anzugreifen.

Förderung des Gehirns

Eng mit dem aufrechten Gang verbunden ist auch die Entwicklung des Gehirns. Der aufrechte Gang erforderte die besondere Entwicklung von Auge und Ohr. Der nächste Schritt war die Verständigung untereinander durch die Sprache.

Heute besteht kein Zweifel mehr darüber, daß wir zwar nicht vom Affen direkt abstammen, aber mit bestimmten Affenarten einen gemeinsamen Vorfahren haben. *Charles R. Darwin* (1809 – 1882) stellte mit seiner Lehre von der Umwandlung der Arten durch natürliche Auslese (Darwinismus) fest, daß der zeitliche Ablauf für eine derartige Entwicklung vom gemeinsamen Affen-Menschen-Vorfahren zum Menschen ausgereicht habe, was in den späteren Jahren von zahlreichen Wissenschaftlern bestätigt wurde.

Darwinismus

Der Mensch hat sich durch seine einmalige Anpassungsfähigkeit, unterstützt durch seine geistige Befähigung, fast über die ganze Erde ausgebreitet. Seine Zahl ist auf 6 Milliarden angewachsen. In einem medizinischen Lehrbuch von 1952 wird noch eine Bevölkerungszahl von 2,073 Milliarden angegeben.

Natürlich unterscheidet sich der Mensch von den Menschenaffen (Anthropoiden) nicht nur im Äußeren und durch den aufrechten Gang. Aber der aufrechte Gang ist ein wesentliches Charakteristikum, das der Mensch gegenüber menschenähnlichen Affen besitzt. Dazu gehören außerdem die gewaltige Entwicklung des Gehirns und die entsprechende Umgestaltung des Schädels, die besondere Ausbildung des Gebisses und der Kiefer sowie die charakteristische Umbildung fast aller Knochen. Man spricht deshalb von einer »Befreiung der Hand« von der Aufgabe der Lokomotion, also von der Aufgabe für die Fortbewegung.

Knochenumbildung

## Wirbelsäule und Nervenstränge

Foramina intervertebralia

Die Wirbelsäule besitzt Nervenaustrittslöcher, auch Foramina intervertebralia genannt. Sie spielen eine große Rolle. Es handelt sich nicht um echte Löcher. Solch ein »lochartiges Gebilde« entsteht dadurch, daß zwei Wirbelkörper durch besonders geformte Fortsätze, die nach hinten ragen, jeweils ein Halbloch bilden. Übereinandergesetzt sehen die beiden Halblöcher wie ein Loch aus. Man spricht vom Nervenaustrittsloch, weil dort die Nervenwurzel liegt, die aus dem Rückenmark kommt.

Von der Nervenwurzel selbst gehen die verschiedenen Nervenstränge aus. Neben ihnen liegen zusätzlich die Ernährungsgefäße, also Arterien und Venen. Wie ein leicht gedrehter Strick ziehen Nerven und Gefäße durch diese Löcher. So werden die verschiedenen Organe und Muskeln des Körpers mit der Zentrale, dem Rückenmark, verbunden. Ohne auf den komplizierten Aufbau des Rückenmarks, das geschützt im Wirbelkanal liegt, und deren Nervenstränge näher eingehen zu wollen, halten wir fest: Mit den Nerven führen motorische und sensible Nervenfasern zu den einzelnen Organen hin bzw. kommen von ihnen wieder zurück zum Rückenmark. Daneben findet man hier auch die Fasern des unwillkürlichen Nervensystems, die als sympathische (erregende) und parasympathische (besänftigende) Nervengeflechte bezeichnet werden.

**Wirbelkanal**

**Unwillkürliches Nervensystem**

Das unwillkürliche Nervensystem, Sympathikus und Vagus oder Parasympathikus, versorgt die glatte Muskulatur verschiedenster Organe. Störungen in ihrem Bereich können sich als Asthma an den Bronchien, als Verstopfung an der glatten Darmmuskulatur oder als schmerzhafte Monatsblutung an der Gebärmuttermuskulatur äußern.

**!** Auf eine zusätzliche Besonderheit soll hingewiesen werden: Es handelt sich um den Halsgrenzstrang des Sympathikus, der beidseits neben den ersten vier Halswirbeln liegt. Dieser sympathische Grenzstrang der oberen Halswirbelsäule ist für die Versorgung der Blutgefäße im Bereich der Halswirbelsäule von großer Bedeutung, vor allem auch für die Blutversorgung des Gehirns und des verlängerten Rückenmarks, für verschiedene Drüsen und andere Halsorgane. Schon hier sei deshalb darauf aufmerksam gemacht, daß Störungen im Bereich der oberen Halswirbelsäule sehr schwerwiegend sein können und oft Ursache für hartnäckige Halswirbelsäulenbeschwerden sind.

**Gibt es gesunde Wirbelsäulen?**

Die gesunde Wirbelsäule erfüllt alle angeführten Funktionen glatt und unauffällig. Aber gibt es überhaupt gesunde Wirbelsäulen? Ein Mensch, der in jeder Hinsicht normal lebt, sollte eigentlich auch eine normale, gesunde Wirbelsäule besitzen. Für den Menschen als Zweifüßler ist die Wirbelsäule ein wichtiges Organ, das auf Schädigungen durch Fehlhaltung, Überlastung oder Übergewicht bei falscher Ernährung sehr empfindlich reagiert.

Mit dem Übergang zur aufrechten Haltung wird die Wirbelsäule besonders beansprucht. Um dieser Überbeanspruchung gewachsen zu sein, hat die Natur eine Reihe von Änderungen vorgenommen: z.B. die Verbreiterung der unteren Wirbelkörper gegenüber den höher gelegenen, die Verbreiterung des Beckens, die Entwicklung stärkerer Biegungen nach dem Prinzip des elastischen Stabes für eine bessere Elastizität und Beweglichkeit.

Verbreitertes Becken

## Die Wirbelsäule als Zentral-Computer

Bis zur Mitte des 20. Jahrhunderts wurde in der Medizin die Bedeutung der Wirbelsäule nicht richtig erkannt, ja oft sogar ignoriert. 1934 »entdeckten« nordamerikanische Ärzte die Bedeutung der Bandscheibe und des Bandscheibenvorfalls. In Deutschland brauchte es noch lange Zeit, bis sich die Ärzte, insbesondere die Orthopäden, die moderne Entwicklung der Wirbelsäulenforschung und der Wirbelsäulenbehandlung aneigneten. Noch heute gibt es eine gewisse Reserviertheit der Schulmedizin z.B. gegenüber der Chiropraktik, einer besonderen Form der Behandlung von Wirbelsäulenbeschwerden.

Chiropraktik

**!** 1980 schrieb der Erstautor dieses Ratgebers, *Dr. Bernard A. Bäker*: »...Auch heutzutage wird die Bedeutung der Wirbelsäule von der Schulmedizin häufig nicht genügend berücksichtigt. Wie ich täglich in meiner Praxis feststellen kann, werden Zusammenhänge zwischen Bandscheibenerkrankungen und bestimmten Krankheiten nicht erkannt. Dadurch werden viele Kranke, denen geholfen werden könnte, in das Lager der chronisch kranken und scheinbar nicht heilbaren Patienten eingeordnet, was die Kassen jährlich ein Vermögen kostet.« Mit den Kassen meinte er möglicherweise damals schon die Rentenkassen, weil ein Großteil der Leidenden mit Rückenbeschwerden vorzeitig berentet werden mußte.

Noch einmal zurück zu den »Vierfüßlern«, also den Säugetieren, die auf vier Beinen gehen und springen. Bei ihnen ist das Körpergewicht gleichmäßig auf vier Beine verteilt, wesentlich günstiger als beim Menschen. Bei ihm ist das Körpergewicht und damit sein Schwerpunkt verlagert: Besonders betroffen sind die untere Wirbelsäule, also die Lendenwirbelsäule, das Becken und beide Beine. Die Wirbelsäule muß das labile Gleichgewicht sichern, gewissermaßen nach dem Motto:

Schwerpunktverlagerung

*»Jedenfalls*
*ist der Kopf dicker als der Hals*
*und die Beine, die sind so gestellt,*
*daß das Ganze nicht mehr runterfällt!«*

**Iliosakralgelenke**

Die Gelenke zwischen dem Kreuzbein, dem untersten Abschnitt der Wirbelsäule, und dem Becken, die als Kreuzbein-Becken-Gelenke (Iliosakralgelenke) bezeichnet werden, sind bei Wirbeltieren nicht so vorhanden wie beim Menschen bzw. nicht beweglich. In der Statik der menschlichen Wirbelsäule sind dadurch zusätzliche Störungsmöglichkeiten vorprogrammiert.

Die Bandscheiben als wesentlicher Teil der Bewegungssegmente der menschlichen Wirbelsäule nehmen eine Schlüsselfunktion ein. Krankhafte Veränderungen der Zwischenwirbelscheibe führen zu Verlagerungen, Verformungen und Verschiebungen des Bandscheibengewebes selbst. Im Extremfall kommt es zum sog. Bandscheibenvorfall, auch Diskusprolaps genannt. Im eigentlichen Sinne »vorfallen« kann die Bandscheibe nicht. Was aber »vorfallen« kann, sind Teile der Bandscheibe, wenn eine extreme Überlastung zu Vorwölbungen (Diskusprotrusion) oder zu teilweisen Einrissen des Bandscheibenringes (Diskusprolaps) führt.

**Geschwächter »Bandscheibenring«**

Die Protrusion ist kein Bandscheibenvorfall im üblichen Sinn! Es handelt sich hier eher um eine Schwäche des »Bandscheibenringes«, in dem gewissermaßen die ringförmig angelegten Fasern überdehnt, aber nicht zerrissen werden.

Auch wenn ein totaler Vorfall der Bandscheibe gar nicht möglich ist, spricht man landläufig vom »Bandscheibenvorfall«. Er ist nach jeder nur denkbaren Richtung hin und an allen Bandscheiben der Wirbelsäule möglich.

So primitiv ist die Wirbelsäule also nicht aufgebaut, daß die ganze Bandscheibe einfach nach vorne oder zur Seite oder gar nach hinten wegrutscht und irgend etwas einklemmt oder gar nach unten fällt und verlorengeht! Nur Teile können herausgequetscht werden, nicht jedoch die ganze Bandscheibe.

In welchem Alter treten Bandscheibenvorfälle eigentlich auf? Anscheinend sind die 30- bis 40jährigen am meisten gefährdet. Dazu folgende Übersicht aus der Fachliteratur:

| *Alter der Betroffenen* | *Häufigkeit eines Vorfalls in %* |
|---|---|
| 10 – 19 Jahre | 2,2 |
| 20 – 29 Jahre | 11,2 |
| 30 – 39 Jahre | 39,2 |
| 40 – 49 Jahre | 29,0 |
| 50 – 59 Jahre | 14,0 |
| 60 – 70 Jahre | 3,0 |

Hier kommt zum Ausdruck, daß trotz Alterung des ganzen Körpers der Bandscheibenvorfall im höheren Alter gar nicht so häufig vorkommt, wie man eigentlich vermuten müßte. Denn wir gehen ja davon aus, daß der Faserring der Zwischenwirbelscheibe altert, porös, brüchig und mürbe wird. Der gallertartige Kern hält dem zunehmenden Druck nicht mehr stand, so daß das Gewebe auseinanderreißt. Und dies müßte beim Älteren doch eher häufiger geschehen.

**Bandscheibenvorfall und Alter**

Wenn wir etwas über das Alter der »Bandscheibenpatienten« wissen wollen, dann müssen wir uns auch darüber Gedanken machen, an welchen Wirbelsäulenabschnitten eine Bandscheibe aufplatzt und »vorfällt«.

! Aufgrund der Altersverteilung des Bandscheibenvorfalls sollte man mit der Behauptung vorsichtig sein, es handle sich um Abnützungserscheinungen im Bereich der Wirbelsäule! Wahrscheinlich spielen die besondere Belastung und Lokalisation der Druckverteilung eine große Rolle. Hier hat die Lendenwirbelsäule eine ganz schwere Aufgabe zu bewältigen. Dieser Wirbelsäulenabschnitt ist besonders beweglich, muß ein erhebliches Gewicht, das von oben herunterdrückt, auffangen und größten Druckbelastungen standhalten.

**Der Übergang LWS – Kreuzbein**

Im Übergang von der Lendenwirbelsäule zum Kreuzbein findet sich ein besonders deutlicher nach vorn gerichteter Knick, wo Druck- und Scherkräfte nicht mehr genau senkrecht von oben auf die Bandscheibe auftreffen, sondern so schräg, daß sich auf der Zwischenwirbelscheibe punktförmig gewaltige Kräfte konzentrieren können.

Dieser Übergang vom 5. Lenden- zum 1. Kreuzbeinwirbelkörper ist fast vollständig unbeweglich. Der miteinander knöchern verschweißte Block von Kreuz- und Sitzbeinwirbelkörpern bildet zusätzlich eine Art Prellbock mit fehlender Abfederungsmöglichkeit, und in diesem WS-Bereich ereignen sich rund 95 % aller Bandscheibenvorfälle.

**Bandscheibenvorfälle an der Lendenwirbelsäule nach Brunngraber**

| *Lokalisation* | *Häufigkeit des Vorfalles in %* |
|---|---|
| zwischen 1. u. 2. LWK | 0,2 |
| zwischen 2. u. 3. LWK | 1,4 |
| zwischen 3. u. 4. LWK | 2,9 |
| zwischen 4. u. 5. LWK | 48,0 |
| zwischen 5. LWK u. 1. SWK | 47,2 |
| zwischen 1. u. 2. SWK | 0,4 |

## Der Mensch schrumpft, solange er lebt

Wie in meinem Osteoporose-Buch (Kohlhammer Verlag) dargelegt, schrumpft der Mensch sein ganzes Leben lang, so daß er im Alter gegenüber den Jugendjahren deutlich kleiner ist. Ein Grund dafür ist die Knochenschwundkrankheit (Osteoporose). Ein weiterer Grund liegt darin, daß die besonders wasserreiche Bandscheibe, das ebenso wasserreiche Knorpelgewebe der Gelenke, aber auch der Knochen im Laufe des Lebens gewissermaßen austrocknen und dadurch an Höhe verlieren.

**Osteoporose**

Selbst im Tagesverlauf schwankt die Körpergröße zum Teil auch in Abhängigkeit von der Belastung durch den aufrechten Gang oder durch langes Sitzen. Wir müssen uns den Aufbau der Bandscheibe ähnlich vorstellen wie den Knorpel (siehe hierzu meinen Ehrenwirth-Ratgeber »Arthrose richtig behandeln«). So kann man die Funktion der Bandscheibe und des als Meniskus bezeichneten Zwischengewebes im Kniegelenk miteinander auf die gleiche Funktionsstufe stellen.

Diese Art Gewebe lebt nicht davon, daß sie mit Blutgefäßen versorgt ist. Hier findet man keine zu- und abführenden Nährgefäße. Vielmehr wird dieses Gewebe nur durch seine schwammartige Funktion – Zusammenpressen bei Belastung und Wiederauseinandergehen bei Entlastung – ernährt. Dies ähnelt dem Ein- und Ausatmen der Lunge, nur daß hier bei Druckentlastung des knorpelartigen Gewebes nicht Luft aufgenommen wird, sondern Gewebeflüssigkeit, in der Nährstoffe gelöst sind.

**Schwammartige Funktion**

Abends sind wir kleiner! Das kann im Tagesverlauf bis zu 3 cm ausmachen. Wenn man Bandscheibe, Meniskus des Kniegelenks oder Knorpeloberflächen der Gelenke als teildurchlässiges »Wasserkissen« betrachtet, so wird die Nährflüssigkeit aus diesen Geweben tagsüber herausgepreßt, das »Wasserkissen Bandscheibe« wird dadurch schmaler, was sich auf die 23 Zwischenwirbelscheiben auswirkt. Die Wirbelsäule verkürzt sich um 2–3 cm. Eine genügend lange Erholungszeit, liegend im Nachtschlaf, gleicht diesen Größenverlust bis zum nächsten Morgen wieder aus. Im Liegen nehmen die elastischen Gallertkerne wieder neue Nährflüssigkeit auf und werden praller.

**Erholung im Schlaf**

Flaches Liegen ist besonders gesund! Beim flachen Liegen wirkt sich die Elastizität der Zwischenwirbelscheiben gut aus, weil der Druck von den einzelnen Bandscheiben genommen wird – ähnlich wie beim Strecken in der orthopädischen Behandlung – mit einer Art »Längszug der Wirbelsäule«. Das verbessert das Ansaugen der Nährflüssigkeit in der Bandscheibe. Je flacher man liegt, desto besser ist die Erholung der Bandscheibe. Je höher der Oberkörper gebettet ist, desto weniger Druck wird von den Zwischenwirbelscheiben genommen, und desto schlechter ist der Stoffaustausch für ihre Ernährung.

Morbus Scheuermann

*C.G. Schmorl* (1861 – 1932) war Pathologe in Dresden. Er fand heraus, daß bei der sog. Scheuermannschen Krankheit, die zu »jugendlicher Buckelbildung« (juveniler Kyphose, Adoleszenten-Kyphose) führt, vor allem in den Wirbelkörperdeckplatten kleinste knorpelige Veränderungen zu finden sind. Es handelt sich um eine Art besonderen Bandscheibenvorfall, bei dem kleinste knotenartige Gebilde der Bandscheibe in den Wirbelkörper einbrechen und dort als knorpelig umgewandeltes Bandscheibengewebe verbleiben. Eigentliche klinische Beschwerden rufen sie zunächst nicht hervor.

## Was klemmt beim Bandscheibenvorfall?

Wie gesagt kann ein Bandscheibenprolaps nach allen Richtungen erfolgen; in der Hauptsache aber macht er sich bemerkbar, wenn die Bruchrichtung zum Wirbelkanal oder seitlich davon zu den Austrittspunkten der Nerven, also zu den Nervenwurzeln hin, verläuft. Im ersten Fall wird das Rückenmark bedrängt, im zweiten Fall sind die Nervenaustritte im Nervenaustrittsloch tangiert.

An beiden Stellen besteht zu wenig Spielraum, als daß das »bedrängte« Gewebe ausweichen könnte, um Beschwerden oder gar Ausfallserscheinungen zu verhindern. Im Zwischenwirbelloch, dem Foramen intervertebrale, dem Nervenaustrittsloch, hat der dort liegende Nerv bzw. die Nervenwurzel keinen großen Spielraum. Das Austrittsloch weist einen Durchmesser von etwa 10 – 20 mm auf. In diesem Bereich ist der Nervenstrang so dick, daß für ihn, die hindurchtretenden Blutgefäße, für die Nervenfasern des unbewußten Nervensystems, für Bindegewebe usw. keine Lückenreserve bleibt.

Dicke des Nervenstrangs

! Im Extremfall eines Bandscheibenprolapses, z.B. beim sog. medialen Bandscheibenvorfall im LWS-Bereich, wird Nervengewebe so eingequetscht, daß es zu Lähmungserscheinungen der tiefer liegenden Muskeln, des Schließmuskels von Darm und Blase, aber auch von Muskeln an den Beinen kommen kann.

Über die Ursachen von Bandscheibenschäden ist schon etwas Wichtiges angeführt worden. Was man als Alterungserscheinung des Bandscheibengewebes bezeichnet, ist nach der Altersverteilung auftretender Prolapse gar keine »Alterung«. Auch die Flüssigkeitsverarmung, wie sie beim alten Menschen als normaler Alterungsprozeß erscheint, kann nicht die alleinige Ursache für diese Erkrankung sein. Obwohl schwere Unfälle, besonders im Straßenverkehr, in den letzten Jahrzehnten erheblich abgenommen haben, ist eine eindeutige Verminderung der Anzahl der Bandscheibenvorfälle nicht festzustellen. Man muß davon ausgehen, daß Unfälle nicht zu den Hauptursachen von Bandscheibenschäden zählen.

Tägliche Belastungen, die die Bandscheibe nicht zur Ruhe kommen lassen, beschleunigen sicher den chronischen Verschleiß des Gewebes.

**Protrusio**

So kann allein die Protrusio, also Vorwölbung ohne Zerreißung von Bandscheibengewebe, dumpfe Rückenschmerzen und »Ischias« auslösen. Aber erst wenn der Faserring der Bandscheibe zerreißt und das Innere des Bandscheibengewebes hervorquillt, treten Druckerscheinungen auf die Nervenstränge, beim medialen Vorfall auch auf das Rückenmark auf, die zu Ausstrahlungsschmerzen im oberen Wirbelsäulenbereich als Kopfschmerzen, im Brustwirbelkörperbereich als Zwischenrippenschmerzen oder Armschmerzen, im unteren Wirbelsäulenbereich als »Ischias« oder Lumbago (Lumbalgie) führen.

Jede Bandscheibenerkrankung lockert die gesamten Bewegungssegmente der Wirbelsäule. Mehr oder weniger stark verschieben sich die Wirbelkörper gegeneinander, zumindest in den Wirbelsäulenabschnitten, wo die Beweglichkeit der Wirbelkörper am größten ist.

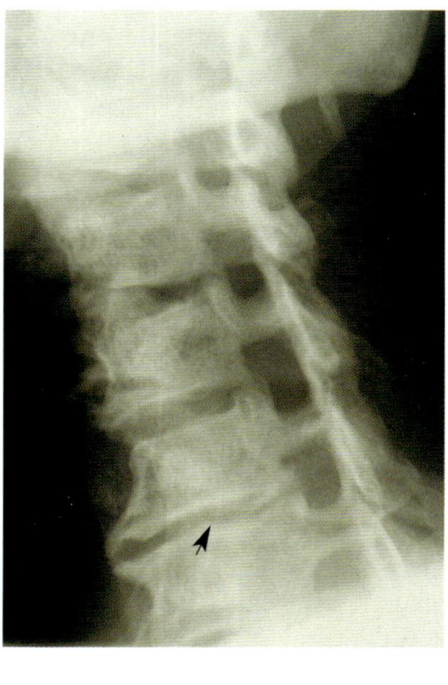

*Bandscheibenverschleiß, im Röntgenbild dargestellt (Pfeil)*

Im Bereich der Hals- und Brustwirbelsäule treten zusätzlich zu den geschilderten Beschwerden auch »vegetative Symptome« hinzu, weil hier das Sympathikus-Parasympathikus-Geflecht des unbewußten Nervensystems besonders ausgeprägt ist. Funktionelle Organbeschwerden im Magen-Darm-Bereich, auch an anderen inneren Verdauungsorganen, wie der Gallenblase, an den Nieren, im Brustkorbbereich auch am Herzen folgen. Sie können im Laufe der Zeit echte organische Störungen auslösen. Wenn dann der Patient mit solch einer Organerkrankung zum Arzt geht, kann dieser die Ursache der Krankheit nur schwer erkennen. Im Bereich der Lendenwirbelsäule sind diese Krankheitserscheinungen nicht so verwischt und überlagert, weil hier innere Organe weniger betroffen sind. Manchmal treten an den Beinen Störungen auf.

**Dorn- und Querfortsätze**

Die Wirbelkörper sind ja nicht einfach runde oder eckige Bauklötze, die aufeinandergesetzt werden, sondern sie besitzen nach hinten (dorsal) knöcherne Auswüchse, die Dornfortsätze und Querfortsätze. Sie wiederum ragen aus einem knöchernen Bogen heraus, der das Wirbelloch bildet und Wirbelbogen genannt wird. Wenn alle Wirbelkörper übereinandergestellt werden, bilden alle Wirbellöcher zusammen einen Kanal, in dem mit einer sackartigen Verkleidung das Rückenmark verläuft.

**Funktion der Wirbelgelenke**

An den Bögen und Fortsätzen findet man verschieden ausgeprägte Gelenkflächen, die jeweils mit den darüber bzw. darunter befindlichen Gelenkflächen der angrenzenden Wirbelkörper korrespondieren. Diese Gelenke werden Wirbelgelenke genannt. Sie haben die gleiche Funktion wie andere große oder kleine Gelenke an Armen und Beinen. Sie sind echte Gelenke, besitzen eine Gelenkkapsel mit Innenauskleidung und funktionieren nach dem Prinzip eines jeden Gelenks. Knorpelfläche auf Knorpelfläche gleitet reibungslos in der Gelenkschmiere. Bis heute ließ sich nicht klären, ob es in den Wirbelgelenken zu Einklemmungserscheinungen, die die Grundlage für den Begriff der Wirbelblockierung darstellen, kommen kann oder nicht. Auf jeden Fall bilden Bandscheiben und Wirbelgelenke eine zusätzliche funktionelle Einheit.

**Organ Wirbelsäule**

Es darf nie vergessen werden, daß es sich bei dem »Organ Wirbelsäule« um ein gesamtfunktionelles System handelt. Nicht die Einzelteile, sondern die Betrachtung des Ganzen läßt uns erst die große Bedeutung der Wirbelsäulendynamik erkennen. Auf alle Belastungen reagieren die Bandscheibe und der Gelenkknorpel sehr elastisch. Wenn Schmerzen auftreten, geschieht das an den Wirbelgelenken nicht im Gelenk, auf der Gelenkfläche, sondern in der direkten Gelenkumge-

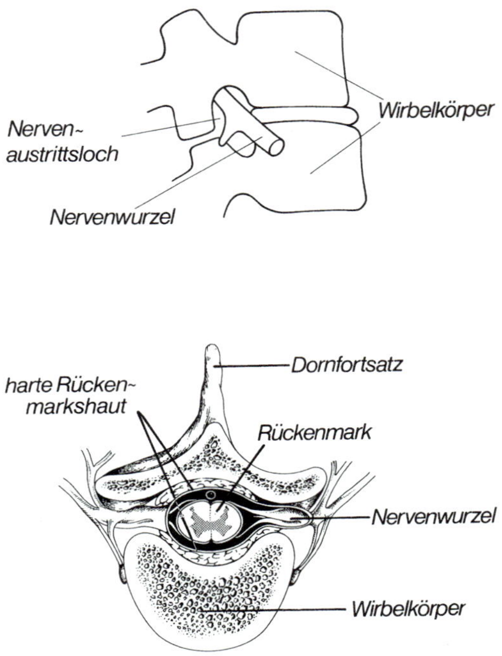


***Nervenaustrittsloch, oben schematisch von der Seite gesehen, wobei man erkennt, daß es von zwei benachbarten Wirbeln begrenzt wird; unten in der Aufsicht dargestellt***

bung, also im Bereich der Gelenkkapseln, Bänder, Muskulatur und anderen Gewebe.

**!** Man kann nicht oft genug betonen, daß Gewebe wie Bandscheibe, Meniskus oder Knorpelgelenkflächen frei von jeglichen Gefäßen und Nervensträngen sind, d.h. sie können nicht schmerzen! Die Schmerzen werden erst durch die krankhafte Lockerung des Umgebungsgewebes hervorgerufen. Die Bedeutung solcher Lockerungen wird heute in ausreichender Weise gewürdigt, da Gelenkkapsel und Gelenkinnenhaut, Bänder und Muskeln über zahlreiche Nerven, insbesondere auch Schmerznerven verfügen. Damit wird die große Bedeutung der Wirbelgelenke für die Schmerzauslösung klar.

Wie die Ernährung von Knorpel und knorpelähnlichem Gewebe vor sich geht, wird in dem bereits erwähnten Ratgeber »Arthrose richtig behandeln« ausführlich geschildert. Es gilt festzuhalten, daß selbstverständlich auch an den Wirbelgelenken, ja sogar an der gelenkartigen Verbindung der Wirbelkörper mit der Bandscheibe degenerative Veränderungen im Sinne von Arthrose auftreten und aktivierte Prozesse (aktivierte Arthrose) »Arthroseschmerzen« hervorrufen, genauso wie das an den Arm- und Beingelenken geschieht.

Arthroseschmerzen

## Organstörungen durch Wirbelsäulenschäden

Die Wirbelsäule ist ein Steuerungsorgan und damit störanfällig. Die Steuerung kann vom Zentrum oder von der Peripherie her beeinträchtigt sein. Störungen der Zentrale wirken auf gesteuerte Organe und umgekehrt. Vegetative, also vom unbewußten Nervensystem ausgehende, Reizerscheinungen spielen dabei ebenso eine große Rolle wie Reizzustände der Nervenwurzeln des Rückenmarks. Durch die enge nervale Verknüpfung der Wirbelsäule mit allen anderen Organen wird verständlich, daß sich auch an ihnen Wirbelsäulenstörungen auswirken.

Reizzustände

! Zunächst treten funktionelle Störungen auf, die bei längerem Fortbestehen bis zu echten Organkrankheiten führen können. Wenn Patienten zum Arzt kommen, die über Gefügestörungen der Hals- oder Brustwirbelsäule mit Kopfschmerzen, Schulter-Arm-Schmerzen, Zwischenrippenschmerzen (Interkostalneuralgie) etc. klagen, geben sie meist als »Nebenbefund« ebenfalls Beschwerden im Oberbauch wie beispielsweise Sodbrennen, Magenschmerzen, Gallenbeschwerden, Blähungen, Erbrechen und Aufstoßen an. Die Vielfalt ist groß, und die Patienten sind häufig sehr erstaunt, wenn sie erfahren, daß auch dieser Beschwerdekomplex durch Störungen der Wirbelsäule ausgelöst sein kann.

Wenn die Beschwerden unter einer speziellen Behandlung der Wirbelsäule verschwinden, erstaunt das die Betroffenen sehr, erklärt aber damit auch die eigentliche Ursache des Erscheinungsbilds im Brustkorb oder Bauchraum. Umgekehrt kann man sagen, man habe eine »diagnostische Therapie«, ein fester Begriff in der Schulmedizin, betrieben, d.h. über eine gezielte Behandlung werden Beschwerden beseitigt, so daß sich daraus diagnostische Schlußfolgerungen ziehen lassen.

Diagnostische Therapie

Wenn jedoch behauptet wird, daß praktisch alle Bauchbeschwerden von Störungen der Wirbelsäule ausgelöst werden, muß man dies sehr einschränken. Das Magengeschwür des Rauchers oder die Leberschädigung des Alkoholikers kann man nicht auf Störungen der Wirbelsäule beziehen! Andererseits besteht die Möglichkeit, daß Sodbrennen,

Schluckauf, Durchfallneigung, Entzündungen der Schleimhäute im Magen-Darm-Kanal, auch Gallenkoliken selbst ohne Gallenblasensteine, Krämpfe im Bereich der Harnblase, Störungen der Sexualsphäre usw. im Zusammenhang mit Wirbelsäulenleiden stehen können, freilich nicht müssen!

**Angina pectoris**

Nicht vergessen sollte man auch, daß besonders bei relativ jungen Menschen Herzkrampfzustände (Angina pectoris) gar nicht vom Herzen, sondern von der Wirbelsäule herrühren können. Hier empfehle ich wiederum einen diagnostisch-therapeutischen Kunstgriff: Aus der Kneippschen Lehre ist bekannt, daß ein sog. temperaturansteigendes Armbad, vor allem mit dem linken Arm, echte Herzkrampferscheinungen löst. Die am Arm erfolgende Blutgefäßerweiterung wird reflektorisch über das Rückenmark an die Herzkranzgefäße gemeldet, die sich dann ebenfalls erweitern. Damit verschwindet der Herzkrampf. Wenn diese Maßnahme nicht erfolgreich ist, besteht der dringende Verdacht, daß das Auslösungsmoment der Schmerzen aus Richtung Wirbelsäule kommen muß, besonders wenn es sich um einen jungen Menschen handelt. Bei ihm ist eine Herzkranzgefäßverhärtung und damit -verengung ziemlich unwahrscheinlich.

Wie also erkennt man, ob eine Organbeschwerde von der Wirbelsäule ausgelöst wird? Manchmal ist das sehr schwierig! Bestimmte Symptome sprechen für eine vertebrale Auslösung:

- Anfallsartig auftretende Schmerzen, die relativ unerwartet kommen. Vorsicht! Beim Herzinfarkt oder echten Angina-pectoris-Anfall ist dies ebenso.
- Die Beschwerden treten zuerst fast immer einseitig auf. Wenn sie zweiseitig bestehen, wird die zweite Körperhälfte später beeinträchtigt. Vorsicht! Nieren- oder Gallenkoliken durch Steinbildung rufen ebenfalls einseitige Beschwerden hervor.
- Oft werden die Beschwerden bei Bewegung der Wirbelsäule verstärkt bzw. abgeschwächt, oder sie treten bei bestimmten Haltungen schlagartig auf oder verschwinden genauso schnell.
- Wenn ein Wirbelsäulenschaden besteht, sind die Bereiche der Bandscheiben und der nach hinten gerichteten Fortsätze der Wirbelkörper (Dornfortsätze) druckempfindlich. Manchmal entwickelt sich eine Bewegungseinschränkung bis zur Blockierung im Bereich des auslösenden Wirbelsäulensegmentes.
- Die Beschwerden lassen sich durch eine »Manualtherapie« beheben, nicht selten durch nur eine einzige gezielte Behandlung. Dies gilt auch für die sog. Heilanästhesie oder Neuraltherapie nach *Huneke*, die später besprochen wird.

## Die Wirbelsäule als Krankheitsfaktor

Irgendwann im Laufe seines Lebens wird jeder Mensch an Beschwerden leiden, die auf Veränderungen an den Bandscheiben, allgemein ausgedrückt an der Wirbelsäule, zurückzuführen sind. Solche Veränderungen sind nach dem 30. Lebensjahr praktisch bei allen Menschen nachweisbar. In den 80er Jahren wurden in der Bundesrepublik Deutschland rund 50% aller Rentenanträge wegen einer Bandscheibenerkrankung gestellt. 20% aller Arbeitsausfälle (Arbeitsunfähigkeit) beruhten auf Bandscheibenschäden, d.h. es gingen etwa 10 Millionen Arbeitstage pro Jahr verloren. Bei den sog. rheumatischen Erkrankungen handelt es sich überwiegend um Bandscheibenleiden und nicht um echten entzündlichen primären Rheumatismus.

Anträge auf Rente

**Verteilung der Bandscheibenerkrankungen**

| *Lokalisation* | *Häufung in %* |
|---|---|
| Halswirbelsäule | 24 |
| Brustwirbelsäule | 14 |
| Lendenwirbelsäule | 62 |

Warum aber meist jüngere Menschen Bandscheibenerkrankungen bekommen, bleibt unklar, wie bereits angemerkt. Der Bandscheibenschaden ist grundsätzlich eine gutartige Erkrankung; es kann daraus keine bösartige (Krebs) entstehen. Bei richtiger Verhaltensweise des Patienten kann man sagen: Immer ist ein günstiger Verlauf des Beschwerdebilds zu erwarten. Nicht unterschätzen darf man jedoch: Nicht nur die richtige ärztliche Behandlung, sondern auch das Verhalten des Betroffenen trägt entscheidend zum Heilungsprozeß bei! Und nicht vergessen: Die psychische Einstellung zum eigenen Körper und seiner Erkrankung spielt eine ganz große Rolle, wie nachfolgend unter dem Thema »GRIP« geschildert werden soll.

Keine bösartige Erkrankung

**!** Der Verlauf einer Bandscheibenerkrankung ist keineswegs schicksalshaft, sondern hängt von jedem einzelnen Kranken ab. Unter diesem Gesichtspunkt wird in diesem Buch auf allgemeine Verhaltensregeln der Betroffenen besonderer Wert gelegt.

An dieser Stelle sei nochmals daran erinnert, daß als Bandscheibenerkrankung jede direkt oder indirekt von der Bandscheibe ausgelöste Beschwerde gilt. Viele davon gehen aber von den Wirbelgelenken, den Bändern der Wirbelsäule oder der Rückenmuskulatur aus, auch wenn sie durch einen Bandscheibenschaden verursacht wurden.

Erst 1934 bewiesen die Nordamerikaner *Barr* und *Mixter*, daß Ischiasbeschwerden durch eine Kompression der Nervenwurzeln im Bereich der Lendenwirbelsäule hervorgerufen werden können. Hier ist das besonders beanspruchte Bandscheibengewebe gestört bzw. teilweise zerstört. Die mechanisch-dynamische Bedeutung der Wirbelsäule wurde besonders in den letzten Jahrzehnten deutlicher erkannt.

**Chirurgische Eingriffe heute**

Mit chirurgischen Eingriffen ist man heute wesentlich zurückhaltender als noch vor relativ wenigen Jahren. Bei einer Operation schneidet man in ein bestehendes Funktionsgefüge hinein und setzt Wunden; es entstehen Narben, von denen weitere Beschwerden und Störungen ausgehen!

## Die Ernährung der Bandscheibe

An dieser Stelle ein Zitat aus der Informationsbroschüre »Sitzen Sie richtig?« des Bayerischen Staatsministeriums für Arbeit und Sozialordnung (München, 1978). Auch wenn diese Schrift schon vor über 20 Jahren gedruckt wurde, so hat doch der Inhalt an Aktualität bis heute nichts verloren. Wie man sich die Ernährung von Knorpel oder knorpelartigem Gewebe vorstellen muß, habe ich ebenfalls in meinem Ratgeber »Arthrose richtig behandeln« dargestellt.

In der bayerischen Informationsbroschüre heißt es zu diesem Thema: »Hier müssen noch die interessanten Forschungen von *Krämer* erwähnt werden, der die Ernährungsbedingungen der Bandscheiben näher untersucht hat. Das Innere der Bandscheiben wird nicht durchblutet, die Versorgung mit Nährstoffen erfolgt durch Diffusion der Gewebeflüssigkeit durch den Faserring hindurch. *Krämer* hat den Nachweis erbracht, daß die Belastung der Bandscheibe zu einem Diffusionsgefälle von innen nach außen führt, so daß die Gewebeflüssigkeit vom Inneren der Bandscheibe nach außen fließt. Nimmt die Belastung der Bandscheibe ab, so geht das Diffusionsgefälle in umgekehrter Richtung, und die Nährstoffe fließen mit der Gewebeflüssigkeit von außen in das Innere der Bandscheibe. *Krämer* hat aus seinen Beobachtungen den Schluß gezogen, daß ein häufiger Wechsel der Belastung der Bandscheiben für deren ›Ernährung‹ und Gesunderhaltung wichtig ist. Der ›Pumpmechanismus der Versorgung‹ wird durch den Wechsel von Be- und Entlastung der Bandscheiben gefördert. Daraus ergibt sich von selbst, daß am Arbeitsplatz ein gelegentlicher Wechsel zwischen vorgeneigter Sitzhaltung und rückgeneigter Entspannungshaltung medizinisch wünschenswert ist.«

**Diffusionsgefälle**

Die Erkenntnisse aus den Untersuchungen von *Krämer* führten zu der Empfehlung, Arbeitsplatz und Arbeitssitz so zu gestalten, daß ein

»dynamisches Sitzen« – im Gegensatz zur statischen Sitzhaltung – möglich wird.

»Dynamisches Sitzen«

Genau das gleiche wird zur Vermeidung der Arthrosebildung an Gelenken vorgeschlagen: Der Wechsel zwischen Be- und Entlastung, der Wechsel zwischen Gehen, Stehen, Sitzen und immer wieder Bewegung, Bewegung, Bewegung. Und keine Überlastung, sei es durch extreme Sportarten, Schwerstarbeit oder schlicht und einfach Übergewicht!

! Die Bandscheibendegeneration hat verschiedene Ursachen. Da eine Bandscheibe – genauso wie zerstörtes Knorpelgewebe – vom Körper nicht wieder aufgebaut werden kann, muß eine Bandscheibenstörung auch genauso ernst genommen werden wie eine beginnende Arthrosebildung an einem Gelenk. Hier ist wiederum zu sagen, daß im Frühstadium einer Bandscheibendegeneration noch keine Beschwerden auftreten. Es ist deshalb nicht richtig, bei der medizinischen Begutachtung allein aus röntgenologischen Veränderungen der Wirbelsäule eine Diagnose mit der Folge von Arbeitsunfähigkeit oder gar Erwerbsunfähigkeit ableiten zu wollen.

Aber auch umgekehrt muß man recht vorsichtig sein, wie folgendes Beispiel zeigt: Eine junge Frau, zwischen 25 und 30 Jahre alt, klagte in der Sprechstunde über ständige starke Schmerzen entlang der gesamten Wirbelsäule. Eindeutige Ursachen ließen sich jedoch weder erfragen noch bei organischer Durchuntersuchung finden. Keine wesentlichen Druckpunkte, keine Muskelverspannungen wie Myogelosen etc. Eine gesunde, kräftige Frau, die mäßig Sport trieb, Kinder betreute und keine schweren körperlichen Belastungen hatte. Als Arzt denkt man natürlich, eine Röntgenaufnahme der Wirbelsäule würde das Rätsel lösen. Aber es zeigte sich eine so wunderbar ausgeglichene Wirbelsäule – das war einmalig! Es bestand eine »lehrbuchmäßige« Symmetrie einer völlig gesunden Wirbelsäule! Trotzdem muß man die geschilderten Beschwerden ernst nehmen, was dann natürlich in den Bereich von Streß und Psyche führt und eher ein psychologisch-psychotherapeutisches Problem wird.

Eine Wirbelsäule »wie aus dem Lehrbuch«

Es ist zwar nicht nachvollziehbar, warum im höheren Alter eher weniger Bandscheibenvorfälle auftreten; aber man darf doch davon ausgehen, daß es sich bei den Bandscheibendegenerationen zunächst um Alterungsprozesse, also um Lebensvorgänge, wie sie für jedes Gewebe des menschlichen Körpers gelten, handelt. Anscheinend »altern« Bandscheiben besonders früh und schnell. Zu den Alterungsprozessen an der Bandscheibe kommen ungünstige statische und mechanisch-dynamische Einflüsse hinzu.

Zwar werden die Bandscheiben im Säuglingsalter noch durch Blutgefäße versorgt; diese verschwinden aber in der weiteren Entwicklung völlig. Möglicherweise hängt dies mit dem aufrechten Gang des Menschen zusammen. Dafür waren die Bandscheiben zunächst nicht gebaut. Mit der Degeneration der Zwischenwirbelscheiben zahlen wir unseren Tribut für die Aufrichtung zum Menschen. Wahrscheinlich wirkt sich die starke Belastung der Bandscheiben ungünstig für die Blutgefäße aus. Sie werden durch den Druck zusammengequetscht und so geschädigt, daß sie nicht mehr funktionieren können und ganz verschwinden. Das macht die Bandscheibe neben dem Meniskus in den Kniegelenken zum größten, nicht von Blutgefäßen versorgten Gebilde im gesamten menschlichen Körper.

**Der Preis der Aufrichtung**

**!** Die ernährungsmäßig schlechte Versorgung der Bandscheibe gefährdet sie im besonderen Maße vor allem dadurch, daß ihr Stoffwechsel besonders träge ist. Man spricht deshalb auch von »bradytrophem Gewebe«. Wie der Gelenkknorpel wird das Diskusgewebe frühzeitig verbraucht. Neben Knorpel von Bandscheiben, Menisken und Gelenkflächen gehören zu den bradytrophen Geweben auch die verschiedenen Bindegewebe, Knochen usw. Besonders Sportler sollten wissen, daß sich diese Gewebearten im Gegensatz zur Muskulatur sehr schlecht »auftrainieren« lassen, so daß sie zu Schwachstellen im systematischen Körpertraining werden. Typisches Beispiel dafür sind Sehnenabrisse oder Sehnenrisse, wie an der Achillessehne, auch Meniskusschäden oder Kreuzbandrisse im Kniegelenk usw.

Bereits bei vierjährigen Kindern konnte man mikroskopisch kleine Degenerationsstellen in den Bandscheiben feststellen. Wenn auch selten, so werden in der Fachliteratur Bandscheibenvorfälle bei Neun- und Zehnjährigen beschrieben, die sogar operiert werden mußten.

Schädigungen der Zwischenwirbelscheibe treten nicht, wie häufig angenommen wird, hauptsächlich durch Unfälle oder Überlastungen auf, sondern meist infolge mangelnder oder falscher Bewegung, falscher Bewegungsabläufe und zu langer körperlicher Ruhigstellung. Man braucht sich eigentlich nur das Problem der Arthrose im Ratgeber »Arthrose richtig behandeln« anzusehen, um zu erkennen, daß hier eine völlige Übereinstimmung in Ursachen und Wirkung besteht: dort Arthrose an den Gelenken, hier arthroseartige Veränderungen und Schädigungen an der Bandscheibe.

**Bewegungsmangel**

Schließlich sollte man nicht vergessen, daß neben Alterungsvorgängen und Haltungsschäden auch Erbfaktoren eine gewisse Rolle spielen können. Auf diesem Gebiet ist noch mehr Forschungsarbeit nötig. Das Problem Erbfaktor-Gene rückt erst seit relativ wenigen Jahren mehr in den Vordergrund.

**Erbkrankheiten**

An einer besonderen Erbkrankheit leiden Menschen mit angeborenem minderwertigem Stützgewebe, äußerlich erkennbar an den bläulich schimmernden Skleren. Der dänische Hautarzt *E. Ehlers* (1863 – 1937) und der französische Hautarzt *H.A. Danlos* (1844 – 1912) beschrieben dieses Krankheitsbild erstmalig; nach ihnen wurde es später als Ehlers-Danlos-Syndrom bezeichnet. In diese Gruppe der Erbkrankheiten gehört auch das Marfan-Syndrom, zuerst beschrieben von dem französischen Kinderarzt *A.-B. Marfan* (1858 – 1942). Erbkrankheiten können also schicksalsmäßig bereits bei jungen Menschen zu diesen besonderen Bandscheibenschäden führen.

# Bandscheibenbedingte Erkrankungen

**Krankheits-»Palette«**

Aus der Vielzahl der möglichen Erkrankungen im Bereich der Wirbelsäule seien einige herausgegriffen, die näher betrachtet werden sollen. Wenn Schmerzen oder Funktionsstörungen der Wirbelsäule auftreten, spricht man von bandscheibenbedingten Erkrankungen.

Wie bereits dargelegt, entstehen sie aufgrund degenerativer Veränderungen. Verbiegungen der Wirbelsäule als übertriebene Krümmungen nach vorn, hinten, links oder rechts sind krankhaft; sie werden als Kyphosen (Krümmung nach rückwärts), Lordosen (Krümmung nach vorn) oder Skoliosen (seitliche Krümmungen) bezeichnet.

**Verschiebungen**

Die Folge sind Verschiebungen in der Frontal- oder Sagittalebene. Dadurch werden die einzelnen Wirbelkörper, hauptsächlich aber die Bandscheiben in den Biegungsbereichen der krankhaft veränderten Wirbelsäule besonders stark und ungleichmäßig druckbelastet. Auf der konkaven Seite (wo also der Wirbelsäulenabschnitt eingedellt erscheint) entsteht ein stärkerer Druck, der hier zu schnellerer Degeneration des Wirbelkörpers und der Bandscheibe führt. Bei der Röntgenuntersuchung findet man oft knöcherne Auswüchse der Wirbelkörper, so wie sie bei arthrotischen Gelenkveränderungen auftreten. Im Extremfall bilden sich daraus »rabenschnabelartige« Wülste (siehe »Arthrose richtig behandeln«).

Je nach Höhe entlang der Wirbelsäule spricht man von einem Halswirbelsäulen-Syndrom (HWS-Syndrom), Brustwirbelsäulen-Syndrom (BWS-Syndrom) oder Lendenwirbelsäulen-Syndrom (LWS-Syndrom).

**Symptom und Syndrom**

Das Wort Syndrom kommt vom griechischen Syndromos (mitlaufend, begleitend). Man versteht darunter einen Symptomenkomplex, also eine Gruppe gleichzeitig zusammen auftretender Krankheitszeichen. Die Bezeichnung Syndrom bringt also nur zum Ausdruck, daß Beschwerden allgemeiner, nicht näher beschriebener Art in dem betreffenden Abschnitt der Wirbelsäule bestehen. Der Begriff sagt aber über die Ursache und die anatomischen Grundlagen dieser Beschwerden nichts. Trotzdem hat er sich im medizinischen Sprachgebrauch so eingebürgert, daß es sogar ein eigenes Lehrbuch der Syndrome gibt.

## Weichteilrheumatismus, Myogelosen, Muskelverspannungen

Alle drei Begriffe dieser Überschrift bedeuten im Prinzip das gleiche. Warum aber steht in einem Buch über Bandscheibenerkrankungen etwas über Weichteilrheumatismus? Nun, ein Großteil der muskulären Symptome wird durch ein Bandscheibenleiden ausgelöst.

Myogelosen sind umschriebene, knoten- oder wulstförmige Verhärtungen der Muskulatur mit oft dumpfem Spontanschmerz und mit Schmerz auf Druck hin (Palpationsschmerz). Sie kommen funktionell, bei entzündlichen Muskelerkrankungen, oft reaktiv bei Gelenkleiden und eben auch bei Bandscheibenschäden vor. Diese Muskelverhärtungen können recht schmerzhaft sein, besonders wenn man daraufdrückt. Wenn es sich um ausgedehnte Verhärtungen handelt, kommt es zu zusätzlichen Muskelverspannungen, genannt Weichteilrheumatismus. Weil Myogelosen schon bei sechs- und achtjährigen Kindern gefunden wurden, sollte man nicht davon sprechen, daß es sich um Alterserscheinungen handelt.

**Palpationsschmerz**

Zum allgemeinen Begriff Rheumatismus sei noch gesagt: Das Wort leitet sich vom griechischen Rheumatismos (Fließen, Strömen) ab. Rheumatismus ist eine veraltete, ungenaue Bezeichnung für jegliche Beschwerden am Bewegungsapparat mit fließenden, reißenden oder ziehenden Schmerzen, das sog. Rheuma, unabhängig davon, ob es sich dabei um Überlastung, Verspannung oder Entzündung oder gar um eine psychische Auslösung handelt. Der Begriff rheumatische Erkrankung wird als Oberbegriff für eine Vielzahl verschiedenster Krankheiten unterschiedlichster Ursache mit einem gemeinsamen Merkmal benutzt: Das Rheuma sitzt gewissermaßen am Stütz- und Bindegewebe des Bewegungsapparats, häufig unter Beteiligung des Bindegewebes innerer Organe wie Herz, Gefäße, Lunge, Darm usw.

**Rheumatische Erkrankung**

> Mit anderen Worten: Die Begriffe Rheuma, Rheumatismus, rheumatische Erkrankung sind unpräzise und haben in der medizinischen Fachwelt viele Diskussionen ausgelöst. In mühevoller Kleinarbeit hat die Internationale Rheumaliga eine Tabelle der rheumatischen Erkrankungen zusammengestellt, die besser als Systematik nach der internationalen Klassifikation der muskuloskelettalen Erkrankungen bekannt ist.

Schlackenstoffe

Die Entstehung von Weichteilrheumatismus stellt man sich so vor, daß Schlackenstoffe in der Muskulatur nicht richtig abtransportiert werden, die Blutversorgung der Muskeln also gestört ist. Je mehr Myogelosen vorhanden sind, desto stärker ist die Verspannung der Muskulatur. Wie bereits gesagt, entstehen Myogelosen im Bereich des Rückens meist durch eine Bandscheibenerkrankung. Bei Blockierung eines Wirbelsäulensegments kommt es zu einem gefährlichen Kreislauf. Dieser Circulus vitiosus begegnet einem bei Besprechungen von Wirbelsäulenstörungen immer wieder. Er wird folgendermaßen in Gang gesetzt: Veränderungen an der Wirbelsäule, die durch einen Bandscheibenschaden ausgelöst werden, führen zu einer Nervenreizung, die sich auf die Blutgefäße und die Muskulatur auswirkt. Es kommt zu Schmerzen; diese bewirken eine weitere krampfartige Verspannung der Muskulatur, so daß das Nervengeflecht stärker gereizt wird.

Circulus vitiosus

Die Schädigung des Gewebes im Muskel beeinträchtigt den Metabolismus. Die Störung des Muskelstoffwechsels schädigt wiederum den Muskel, der nun in zusätzlicher Spannung das Nervensystem reizt. Das ruft Schmerzen hervor, die eine Abwehrspannung der Muskulatur zur Folge haben. Durch reflektorisch ausgelöste Ruhigstellung versucht der Körper den Muskel zu entlasten, um den Schmerz zu unterbrechen. Das gelingt aber nicht. Der Arzt muß also an irgendeiner Stelle dieser Reaktionskette eingreifen. Das kann dadurch geschehen, indem er manipulativ versucht, die Blockierung des entsprechenden Wirbelsäulensegments aufzuheben (Chiropraktik), oder daß er zunächst die Muskelverspannung beseitigt (Neuraltherapie nach *Huneke*).

Abwehrspannung

**!** Der beschriebene Teufelskreis wird dann zwar für einige Zeit aufgehoben, nicht jedoch beseitigt, solange man nicht die Ursache behandelt. Liegt die Ursache in der Wirbelsäule, besonders in den Wirbelsäulengelenken bzw. den Bandscheiben, muß die Therapie selbstverständlich dort ansetzen.

Begriffsverwirrung

Weichteilrheumatismus ist kein einheitliches Krankheitsbild. Von zehn Ärzten kann unter diesem Begriff jeder etwas anderes verstehen, weshalb hier vorgeschlagen sei, diesen Begriff lieber erst gar nicht zu verwenden.

## Das Fibromyalgie-Syndrom

Leider hält sich aber auch die Medizinerwelt nicht an gutgemeinte Ratschläge. Im Gegenteil, es wurde noch eins »draufgesetzt« und ein neuer Begriff beim Weichteilrheumatismus eingeführt: fibromyalgisches

Syndrom oder Fibromyalgie-Syndrom. Um die Verwirrung noch zu vergrößern: Es gibt auch die Bezeichnungen Fibrositis-Syndrom, Tendomyopathie u.a. Bei der Diagnose einer Fibromyalgie müssen mindestens 7 von 14 bekannten Druckpunkten schmerzhaft sein.

**Tendomyopathie**

Die Ursachen des Fibromyalgie-Syndroms reichen angeblich von gestörten Schlafphasen – aber nur bestimmten (Non-REM-Schlaf) – über psychische Veränderungen mit erniedrigter Schmerzschwelle bis zu sonstigen »unspezifischen pathohistologischen Befunden«. Es existiert sogar die Hypothese einer hypoxischen Schädigung durch vermehrte Muskelaktivität, eventuell auch durch Muskelspasmen. So vage wie die Bezeichnungen Fibromyalgie (im Wort nicht einmal ein Hinweis auf Entzündung!) oder Fibrositis-Syndrom sind, so ungenau wird auch seine Häufigkeit angegeben: mit 4 – 20 % unter rheumatolo-

**Hypoxischer Schaden?**

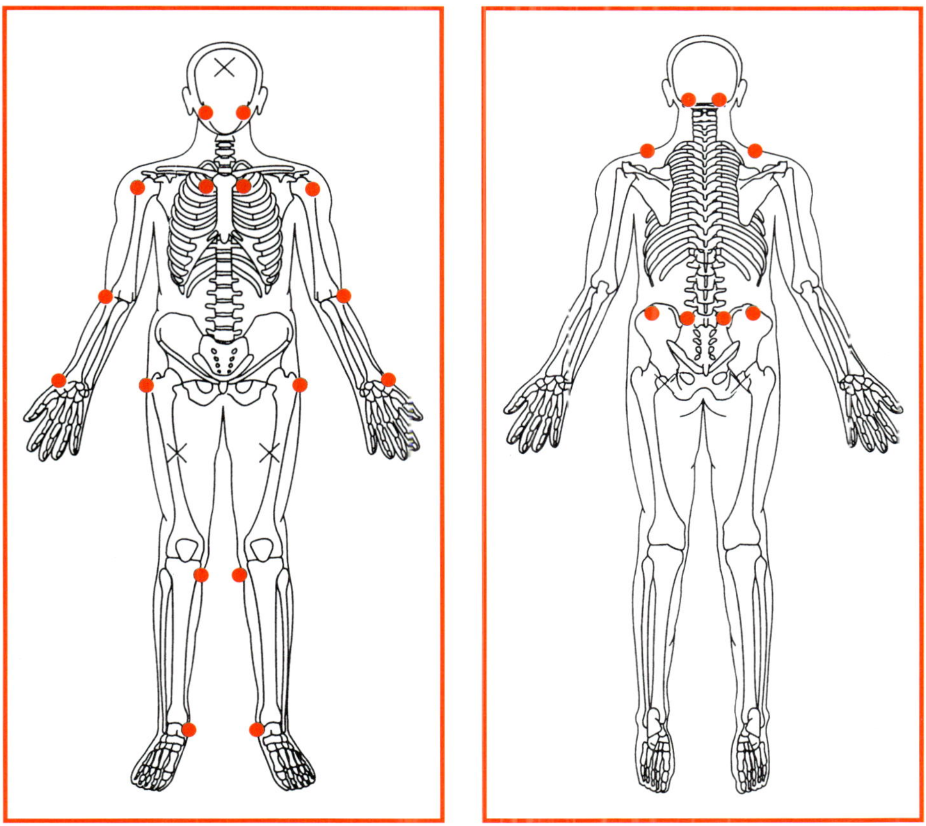

*Das Fibromyalgie-Syndrom: die klassischen Druckpunkte*

gischen Patienten, mit einer extremen Häufung von 80 % bei Frauen. Das Alter, in dem sich dieses Krankheitsbild manifestiert, schwankt zwischen dem 20. und 50. Lebensjahr.

Der Engländer *Sir W.R. Gowers* (1845 – 1915) führte 1904 den Begriff Fibrositis ein, weil er von einer Entzündung im Bindegewebe ausging. Aber gerade sie konnte auch in umfassenden Studien nie nachgewiesen werden. Am Ende des 20. Jahrhunderts müssen sich die Sozialversicherungskassen, besonders die Rentenversicherungen, mit der Frage herumschlagen, welche sozialmedizinische Wertung in bezug auf Arbeits- und Erwerbsfähigkeit dem Fibromyalgie-Syndrom zukommt. Selbst in den USA, wo ein ganz anderes und wesentlich restriktiveres Versicherungssystem besteht, haben Erhebungen gezeigt, daß sich auch nach dreijähriger Erkrankungsdauer die Mehrheit der Patienten weiter als krank bezeichnet. Rund 30% von ihnen sehen sich gezwungen, aus Krankheitsgründen den Beruf zu wechseln; 10% bezeichnen sich als erwerbsunfähig, und 6% werden sogar berentet.

**Arbeits- und Erwerbsunfähigkeit**

In einer deutschen Rentenversicherungskasse wurden 1992 über 30 einschlägige Rentenanträge geprüft. In knapp 50% der Fälle entsprach sie dem Rentenbegehren bei der Diagnose Fibromyalgie-Syndrom. Bei 2 von 15 als Rentner anerkannten Versicherten wurde nicht auf Erwerbs-, sondern nur auf Berufsunfähigkeitsrente erkannt.

**Göttinger Rücken-Intensiv-Programm**

Wenn sich die Verantwortlichen dieser Rentenversicherung die wissenschaftlichen Ergebnisse des »GRIP« genauer angesehen hätten, wären sie nicht darüber erstaunt gewesen, daß bei zwei Drittel der berenteten Personen psychische Beeinträchtigungen vorlagen, die den Ausschlag für die Leistungsminderung bis zur Berentung gaben. Weltweit hat sich unterdessen der Begriff Fibromyalgie so weit »festgefressen«, daß aufgrund des Kopenhagener 2. Weltkongresses über myofasziale Schmerzen und Fibromyalgie vorgesehen wurde, für dieses auffällige, jedoch nicht genauer zu definierende Krankheitsbild eine eigene Schlüsselnummer in der Internationalen Klassifikation der Erkrankungen (ICD = International Classification of Diseases) zu vergeben! Und das, obwohl schon 1989 ein Schweizer Rheumatologe dieses Leiden als »Selten-tut-weh-Syndrom« bezeichnete und erklärte, daß es »eine exquisit psycho-rheumatische Erkrankung« sei.

**Funktionseinheit Wirbelsäule**

Auch wenn die Wirbelsäule in Hals-, Brust- und Lendenwirbelsäule unterteilt wird, darf man nie vergessen, daß sie immer eine Funktionseinheit bildet. Eine seitliche Verbiegung (Skoliose) der Lendenwirbelsäule, beispielsweise durch eine keilartige Veränderung eines Lendenwirbelkörpers (Keilwirbel), bei dem die eine Seite flacher ist als die andere, führt zwangsläufig an den höheren Wirbelsäulenabschnitten zu einer Gegenkrümmung. Der Körper versucht, die Gewichtsverteilung und die Drücke, die auf Wirbelsäule und Beine wirken, möglichst der idealen Senkrechten, die in der Längsmitte des Körpers verläuft, anzunähern. Wäre also diese Gegenkrümmung in den höheren Wirbelsäulenbereichen nicht vorhanden, würde die gesamte Wirbelsäule durch diesen einen Keilwirbel schief zur Seite gebogen und die Senkrechte nach außerhalb des Körperschwerpunkts verlagert. Damit müßte der Organismus wesentlich mehr Kraft aufbringen, um sich aufrecht und im labilen Gleichgewicht zu halten.

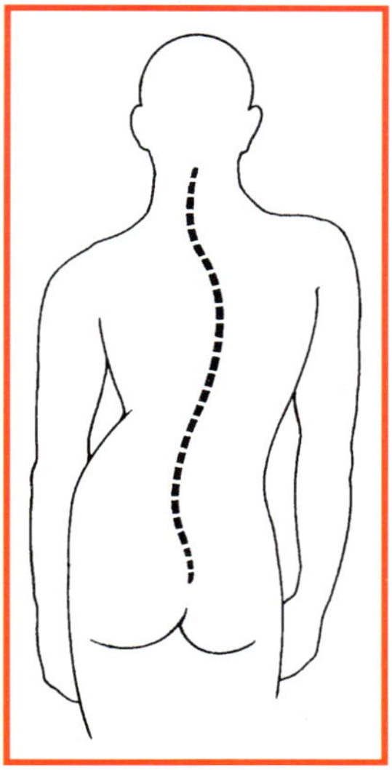

***Skoliose (seitliche Verbiegung der Wirbelsäule)***

Ebenso kann man die von der Wirbelsäule ausgelösten Erkrankungen nicht isoliert betrachten. Nur in seltenen Fällen und oft lediglich zu Beginn der Erkrankung ist ein Wirbelsäulenabschnitt allein betroffen. In früheren Jahren bezog sich dies insbesondere auf die Tuberkulose an der Wirbelsäule, die zu ganz erheblichen Veränderungen führte. Die Tuberkulose der Wirbelsäule war neben den angeborenen Wirbelsäulenverbiegungen (Skoliosen) auch das Hauptproblem der Chirurgen, wie ein Auszug aus dem Lehrbuch der Chirurgie von 1918 zeigt. Heute bestehen sehr oft wechselnde und sich überschneidende Beschwerden. Ein Symptomenkomplex, also ein Syndrom, kann im Bereich der Lendenwirbelsäule aufblühen, wenn Beschwerden an der Halswirbelsäule schon zurückgegangen sind. Häufig nehmen auch Beschwerden in verschiedenen Wirbelsäulenabschnitten periodisch zu und ab. Bestimmte Gesetzmäßigkeiten, die man feststellen kann, hängen mit dem Bau der Wirbelsäule zusammen.

**Tuberkulose**

Betrachten wir jetzt die einzelnen Wirbelsäulenbereiche von oben nach unten und verwenden dabei die im medizinischen, speziell orthopädischen Bereich üblichen Abkürzungen, die auch für Laien zu festen Begriffen geworden sind.

## Das Halswirbelsäulen(HWS)- oder Zervikal-Syndrom

Die aufrechte Haltung des Menschen entsteht durch das Gleichgewicht zwischen der Anziehungskraft der Erde und den Kräften des menschlichen Körpers, die in Form von Muskeln, Bändern und Sehnen beim Sitzen, Gehen und Stehen für eine relativ stabile Statik sorgen. Das labile Gleichgewicht wird aber gestört, wenn der Körper bei verschiedenen Beanspruchungen die Lage wechselt. Der schwächste Teil bei diesem Kräftespiel ist die Halswirbelsäule, die den Kopf tragen muß.

**Das hohe Kopfgewicht**

Kopf und Halswirbelsäule können praktisch nach allen Richtungen bewegt werden. Es versetzt schon in Erstaunen, wenn man sich die Konstruktion und das Zusammenspiel von Halswirbelsäule, Kopf, Sehnen, Bändern und Muskeln in diesem Bereich ansieht. Das große Bewegungsausmaß der Halswirbelsäule mit dem verhältnismäßig hohen Gewicht des Kopfes – das Gehirn allein wiegt rund 1,5 kg – führt zu einer großen Beanspruchung dieses Bewegungssystems. Besonders am Arbeitsplatz in sitzender Tätigkeit treten unphysiologische Belastungen auf, Belastungen, für die wir eigentlich gar nicht gebaut sind.

Für stundenlanges Sitzen, auch noch falsches Sitzen in nach vorn gebeugter, verkrampfter Haltung, ist der Mensch nicht konstruiert! Der Kopf muß von der Nackenmuskulatur ständig in einer bestimmten Lage gehalten werden, selbst dann, wenn der Schwerpunkt vor die Achse der Halswirbelsäule kommt. Die Nackenmuskulatur mit ihren Sehnen und Bändern stabilisiert die Bewegungen des Kopfes und Halses, was besonders beim Schreiben, Lesen, Autofahren oder konzentrierten Arbeiten am Arbeitsplatz wichtig ist.

**Nackenband**

Bei extremer Kopfbeugung nach vorn verstärken die Bänder im Nackenbereich die Haltefunktion der Hals- und Nackenmuskulatur. Hier, also im Nackenbereich, wird das Gewicht des Kopfes durch das sog. Nackenband, das Septum nuchae, einem Gewebe aus festen Längsfaserbündeln, kompensiert. Wenn degenerative Schäden der Bandscheiben, Lockerungen oder Blockierungen bestimmter Bewegungs-Segmente entstehen, vergrößert das die Instabilität der Wirbelsäule. Dann treten muskuläre Schmerzen auf, die ihre Ursache in der Störung dieses labilen Gleichgewichts haben. Vor allem die Arbeit mit vorgebeugtem Kopf ist eine große Belastung. Sie führt zur Überbeanspruchung der Bandscheiben und des gesamten Halteapparats und ist damit eine Hauptursache von Krankheitserscheinungen, die wir als HWS-Syndrom bezeichnen.

**!** Früher litten vorwiegend Sekretärinnen unter dem HWS-Syndrom. Während ihrer Arbeitszeit saßen sie hinter der Schreibmaschine oder einem anderen Gerät, das eine dauerhafte monotone Zwangshaltung erforderte. Heute klagen nicht nur sie über HWS-Beschwerden, sondern auch die zahlreichen Büroangestellten und Beamten, die vor dem Computer sitzen und ihren Achtstundentag mit Schreiben und Lesen verbringen müssen. Es sind also nicht nur Zahnärzte, Friseure, Maler, die Decken streichen, Autofahrer, die viele hundert Kilometer in verkrampfter Haltung durch die Gegend fahren müssen, Kosmetikerinnen und andere Menschen in den unterschiedlichsten Berufen, die oft quälende HWS-Schmerzen erdulden.

**Problematische Bewegungseinschränkung**

Wie entstehen denn diese Schmerzen? Es kommt zu unwillkürlichen und willkürlichen Bewegungseinschränkungen im Bereich der Halswirbelsäule. Man erhofft sich dadurch, entstandene Schmerzen zu mildern bzw. die Schmerzentstehung zu unterbinden. Verspannungen, Myogelosen und verschiedene vegetative Symptome, auf die noch näher eingegangen werden soll, machen das HWS-Syndrom zu einer schillernden und vielschichtigen Erkrankung.

**Foramen costotransversarium**

Die Besonderheit der Halswirbelsäule bezüglich der klinischen Bedeutung liegt in der Verflechtung zwischen den Bandscheiben, dem HWS-Halteapparat, den Gefäßen und dem vegetativen, unbewußten Nervensystem und einer anatomischen Besonderheit, die wir nur an den Halswirbelkörpern sehen: Seitlich am Halswirbelkörper befindet sich beidseits ein Querfortsatz, der eine vordere und eine hintere Spange oder Wurzel bildet, so daß zwischen beiden Spangen ein Loch entsteht, durch das eine Arterie und eine Vene des Halsbereichs ziehen. In der Anatomie heißt dieses Loch Foramen costotransversarium. Damit wird gleichzeitig zum Ausdruck gebracht, wie man sich die Entstehung dieses Loches vorstellt, nämlich aus zur Seite hin gerichteten stark verkürzten Rippen, die zusammengewachsen sind. In diesem Bereich besteht die Möglichkeit, daß arthrotische knöcherne Auswüchse das Loch verengen und die hindurchziehenden Gefäße teilweise zusammendrücken.

## *Der Hakenfortsatz*

**Processus uncinati**

Wenn vom HWS- oder Zervikal-Syndrom die Rede ist, darf der »Haken« mit den Hakenfortsätzen (Processus uncinati) nicht vergessen werden. Die Deckplatten der Halswirbelkörper sind am Rand links und rechts aufgewulstet. Im Frontalschnitt der Halswirbelsäule erscheinen

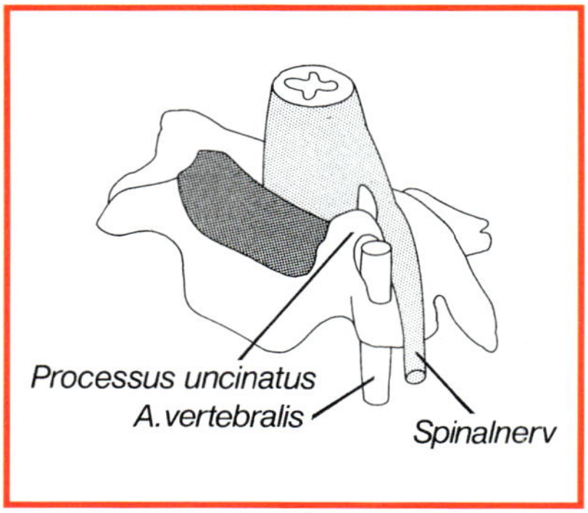


*Die enge Nachbarschaft zwischen Processus uncinatus, der Vertebralarterie und dem Spinalnerv*

diese Randwülste wie Haken. Die Bodenplatten der Halswirbelkörper sind so geformt, daß sie mit den hakenförmigen Wülsten eine Art Gelenk bilden.

Unkovertebralspalten

Hinzu kommen querverlaufende Spaltbildungen in den HWS-Zwischenwirbelscheiben. Sie werden Unkovertebralspalten genannt und reichen bis in den Faserring der Bandscheiben hinein. Es handelt sich um sekundäre Rißbildungen, die um das 10. Lebensjahr entstehen. Die eingerissenen Faserbündel des Bandscheibenmaterials liegen als lockerer Belag auf den Hakenfortsätzen und bilden um sie eine Art Gelenkkapsel.

Und jetzt kommt ein wichtiger Vorgang: Durch die Bandscheibenspalten gewinnt die Halswirbelsäule größere Beweglichkeit, aber dafür schreitet ihr Bandscheibenverfall (Osteochondrose) schneller voran. Diese HWS-Scheiben werden zermürbt und schmäler. Sie können ihre Trage- und Gleitfunktion nicht mehr richtig erfüllen. Das verformt die Hakenfortsätze zu typischen »kuhhornartigen« Gebilden. Es entstehen starke knöcherne Auswölbungen der Processus uncinati, die die hintere Halsschlagader (Arteria vertebralis) einengen und zusammendrücken können. Jetzt hat man den Eindruck, als ob diese kuhhornartigen Knochenauswüchse, auch Osteophyten genannt, eine Art Stützpfeiler für den darüber liegenden Wirbelkörper bilden, um dadurch den Verlust an Bandscheibenmaterial aufzufangen.

Spondylose

Der ständige Druck und die Scherkräfte zermürben die HWS-Bandscheiben, und die Hakenfortsätze werden aufeinandergequetscht. Sie reagieren darauf mit einer Art Knochenwucherung (Spondylose). Sie engt die Zwischenwirbellöcher ein, wo Gefäß- und Nervenstränge verlaufen – und fertig ist das HWS-Syndrom!

## *Die Halsganglien*

Die vegetative Nervenversorgung der Kopf-Hals-Region einschließlich beider Arme wird durch drei sog. Halsganglien – das sind Umschaltstellen des unbewußten Nervensystems, die mit den anderen Halsnerven in Verbindung stehen – gesteuert. Von besonderer Bedeutung ist das Ganglion stellatum, das Sternganglion, das man als Hauptverteilungsstelle für die unbewußten Nervenfasern am Hals bezeichnen kann. Hierzu gehören auch jene Nervenstränge, die die Arteria vertebralis, also die hintere Halsschlagader, umkleiden. Sie verläuft durch einen verhältnismäßig engen Knochenkanal der ersten 6 Halswirbelkörper, wie eben beschrieben.

Ganglion stellatum

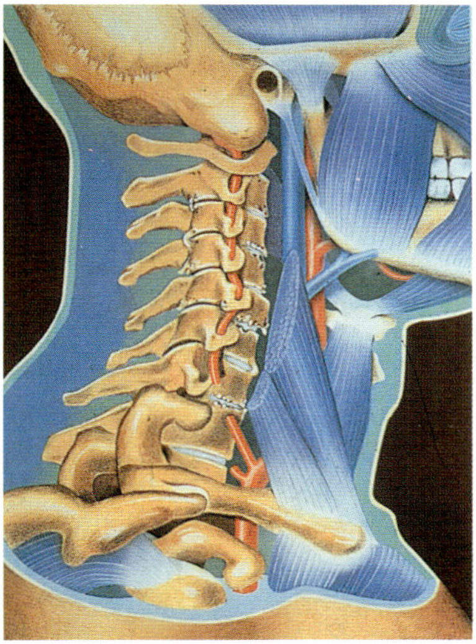

***Die Arteria vertebralis, die »hintere Halsschlagader«, in ihrem Verlauf durch die Wirbellöcher der Halswirbelsäule***

Er ist so eng, daß schon eine normale Kopfbewegung der gesunden Halswirbelsäule die Gefäßlichtung dieser Arterie einengen kann. Wenn noch zusätzlich Bandscheibendegenerationen oder Knochenanlagerungen an den ringförmigen Querfortsätzen auftreten, wird der Raum für die Arteriendurchströmung mit Blut zu eng. Dies läßt sich gut mit einer besonders eingestellten Röntgenaufnahme zeigen. Hinzu kommt, daß die Zwischenwirbellöcher der Halswirbelsäule wesentlich enger als diejenigen im Brust- und Lendenwirbelsäulenbereich sind. Damit entstehen zusätzlich Wurzelreizungen der im Halsbereich aus der Wirbelsäule austretenden Nerven. Wichtig ist, daß im Gegensatz zur Lendenwirbelsäule solche Nervenreizungen im HWS-Bereich seltener durch den direkten Druck einer degenerierten Bandscheibe hervorgerufen werden, als vielmehr durch sekundäre Auswirkungen wie die eben beschriebenen Knochenanlagerungen, Verschiebungen der Halswirbelkörper gegeneinander infolge Lockerung des Bewegungs-Segments oder nach Unfällen. Durch diese Sekundärveränderungen werden auch die Nervenaustrittslöcher eingeengt, was die Nervenfunktion nochmals beeinträchtigt.

Die daraus entstehenden Krankheitserscheinungen sind sehr vielfältig und können nur schwer systematisch eingeordnet werden. Eine genaue Abgrenzung von Krankheitsbildern im HWS-Bereich läßt sich auch deshalb schlecht durchführen, weil sich einzelne Krankheitssymptome syndromartig überschneiden, oft nebeneinanderher bestehen, verschwinden und wieder auftreten und zunächst gar nicht mit der Halswirbelsäule in Verbindung gebracht werden. Am häufigsten bestehen »nur« ausstrahlende Mißempfindungen, eigentlich ohne Schmerzgefühl, oder Steifigkeit im HWS-Bereich. Die betroffene Person leidet unter solchen unbestimmten Beschwerden stark und glaubt, sie auf Zugluft oder Unterkühlung zurückführen zu müssen, ohne daran zu denken, daß die Ursache auch eine Fehlbelastung der Halswirbelsäule gewesen sein kann. Patienten und Ärzte haben oft unzureichende, wenn nicht gar falsche Vorstellungen von einem typischen HWS-Syndrom. *Falsch ist, daß:*

**Abgrenzungsproblematik**

- die Beschwerden meist positionsabhängig sind, d.h. bestimmte Beschwerden bei einer bestimmten Haltung der Halswirbelsäule auftreten;
- für das HWS-Syndrom eine Verschlimmerung der Beschwerden in der Nacht charakteristisch ist; zwar sind die Beschwerden am Morgen manchmal stärker als tagsüber, was jedoch eher die Ausnahme als die Regel ist;
- meistens ein starkes Steifheitsgefühl im HWS-Bereich besteht; richtig ist, daß die Beweglichkeit der Halswirbelsäule eingeschränkt ist, was der Betroffene kaum zur Kenntnis nimmt;
- schmerzhafte Bewegungseinschränkungen bestehen; tatsächlich betrifft dies höchstens ein Drittel der Erkrankten;
- Schmerzen bei bestimmten Bewegungen der Halswirbelsäule in der jeweiligen Endstellung auftreten; richtig ist, daß die Halswirbelsäule in ihrer Beweglichkeit erheblich eingeschränkt sein kann, jedoch bestehen keineswegs nur Schmerzen in den Endstellungen.

## *Fehlbildungen der oberen Halswirbelsäule*

**Basiläre Impression**

Ständige, vom Hinterkopf ausstrahlende heftige Schmerzen können durch eine Fehlbildung im Bereich des Übergangs vom knöchernen Schädel zur Halswirbelsäule, der sog. basilären Impression, ausgelöst werden Es handelt sich um eine Anomalie des Übergangs mit Einstülpung des Bodens der hinteren Schädelgrube. Sie ist meist angeboren, kommt aber selten auch erworben bei Knochenerweichung (Osteomalazie), Knochenschwund (Osteoporose) und einigen anderen Erkrankungen vor.

Häufig damit verbunden ist die Fehlbildung des 1. Halswirbelkörpers, der Atlas genannt wird. Zusätzlich scheint der 2. Halswirbelkörper (Epistropheus), der einen sog. Zahn (Dens epistrophei) aufweist, verlagert zu sein. Die Verlagerung kann so weit gehen, daß der Zahn in die hintere Schädelgrube hineinragt. Diese Menschen haben einen verkürzten Hals, und ihr Haaransatz am Kopf wirkt auffällig tief herabgezogen. Sie halten den Kopf meist schief; Kopfbewegungen sind mit Schmerzen und Schwindelzuständen verbunden, besonders beim Schauen nach oben. Die Krankheitssymptome dieser angeborenen Bildungsanomalie im Hinterhaupt-HWS-Bereich treten häufig erst im Erwachsenenalter auf. Lassen sie sich nicht mit konservativen Methoden beheben, muß operiert werden.

Atlas und Epistropheus

Eine andere Erkrankung der Halswirbelsäule mit ähnlichem Erscheinungsbild (verkürzter und relativ versteifter Hals) darf nicht vergessen werden: das Klippel-Feil-Syndrom. Erstmalig hatten der französische Neurologe *M. Klippel* (1858 – 1942) und der französische Neurologe *A. Feil* (geb. 1889) dieses Krankheitsbild als sog. hohe Spina bifida beschrieben. Die Krankheitserscheinungen sind ähnlich denjenigen anderer HWS-Syndrome und sollen deshalb nicht gesondert geschildert werden.

Klippel-Feil-Syndrom

Hohe Spina bifida

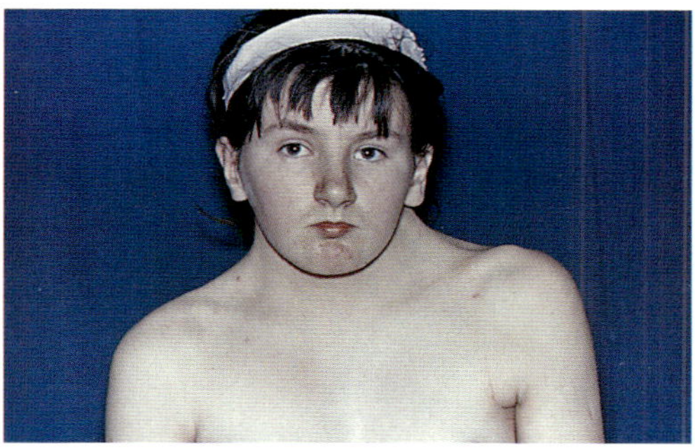

*Ein Patient mit dem Klippel-Feil-Syndrom*

## *Welche Beschwerden verursacht ein HWS-Syndrom?*

1. *Kopfschmerzen:* Sie gehören zu den häufigsten Beschwerden und werden, sofern sie tatsächlich aus dem Komplex HWS-Syndrom resultieren, als Migraine cervicale bezeichnet. Sie können einseitig, doppelseitig oder wechselnd einmal links, einmal rechts auftreten, strahlen meistens haubenförmig vom Hinterkopf nach vorn aus. Gleichzeitig mit den Kopfschmerzen gehen oft Gefühlsstörungen der Hinterkopfschwarte, sog. Parästhesien, einher. Damit nicht zu verwechseln ist die

Migraine cervicale

**Okzipitalneuralgie**

sog. Okzipitalneuralgie, die mit ähnlichen Beschwerden vom Hinterkopf nach vorn ausstrahlt, aber dadurch entsteht, daß beidseits der hintere Ast des ersten Halsnerven (Nervus occipitalis major), der aus dem obersten Halswirbelbereich entspringt und über die hintere Schädeldecke nach vorn verläuft, gereizt ist. Wenn man in diesem Bereich auf die Kopfschwarte drückt, können blitzartige Schmerzen bis über die Augen ausgelöst werden.

Wie im Ehrenwirth-Ratgeber »Migräne und Kopfschmerzen sind heilbar« beschrieben, spielen Halswirbelsäulensymptome möglicherweise auch bei der klassischen Migräne eine Rolle. Das Thema Migräne soll hier aber nicht weiter vertieft werden, weil sich zahlreiche neue Erkenntnisse herausgebildet haben. Sie bringen zwar noch nicht letzte Klarheit in das Dunkel der Migräne, lassen aber durchaus vermuten, daß zentrale Durchblutungsstörungen durch Verkrampfung oder Erweiterung von Gehirnarterien von Bedeutung sind.

2. *Schwindelzustände, Innenohrschwerhörigkeit und Ohrgeräusche:* Wer, besonders aus der älteren Generation, kennt das nicht: Auf einmal tritt ein Zirpen oder Sausen auf, wenn man sich frühmorgens aufrichtet bzw. abends hinlegt, oder es entsteht ein Drehschwindel bzw. es kommt zu langanhaltenden summenden, brummenden und fiependen Ohrgeräuschen. Es handelt sich um die von dem französischen Arzt *P. Menière* (1799 – 1862) erstmals beschriebene Trias: anfallsweiser Drehschwindel mit Übelkeit bis hin zum Erbrechen, meist einseitige Ohrgeräusche und als drittes einseitige Schwerhörigkeit. Diese auch als

**Menière Trias**

Menièresche Trias bezeichnete Erkrankung verschwindet meist ebenso plötzlich, wie sie aufgetreten ist, ohne daß sich genau feststellen läßt, warum sie überhaupt kam und warum sie dann wieder aufhört. Während man früher vermutete, es liege eine Durchblutungsstörung im Innenohr vor, die fast immer ursächlich durch einen Bandscheibenschaden hervorgerufen sei, soll es sich nach anderer Ansicht um eine Flüssigkeitsansammlung (Hydrops) im Labyrinth des Ohres handeln, wo die Bildung der Endolymphe gestört ist. Wie oft bei unklarer Krankheitsursache, wird man nicht einseitig nur durchblutungsfördernd behandeln, sondern sich zusätzlich auch die Halswirbelsäule genau ansehen und, sofern erforderlich, weitere therapeutische Maßnahmen ergreifen.

3. *Gesichtsneuralgien:* Alle möglichen Erscheinungen im gesamten Gesichtsbereich können durch Störungen an der Halswirbelsäule ausgelöst, zumindest aber mit hervorgerufen werden. Selbstverständlich spielen auch hier die sympathischen Nervenfasern eine wichtige Rolle, die eigentlich ihren Namen nicht verdienen, da sie sehr »unsympa-

thisch« werden und für zahlreiche, oft funktionell einzustufende Beschwerden mitverantwortlich sind.

4. *Sehstörungen:* Verschiedenartige Sehstörungen wie vorübergehend verschwommenes Sehen, Augenzittern (Nystagmus), Augenflimmern (Flimmerskotom), Schwindel usw. gehören gleichfalls zum Bild eines Zervikal-Syndroms. Bei der Migraine cervicale sitzt der Schmerz vielfach wie eine bohrende Faust hinter den Augen und erzeugt einen immensen Augendruck ebenso wie neuralgische Schmerzen über den Augenhöhlen.

**Nystagmus, Flimmerskotom**

5. *Schluckbeschwerden:* Die Speiseröhre kann durch vordere knöcherne Randwülste an den Halswirbelkörpern verdrängt oder eingeengt werden. Auch auf nervaler Grundlage können Schluckbeschwerden und Störungen der unwillkürlichen Speisenröhrenmuskulatur entstehen. Dann hat man das Kloß-im-Hals-Gefühl, das der Mediziner Globus-Syndrom nennt; es kann von einem HWS-Syndrom herrühren.

**Globus-Syndrom**

**!** Bei all diesen anscheinend oder scheinbar funktionellen Störungen ist immer an eine schwerwiegende, sogar bösartige Erkrankung (Krebs!) zu denken. Dies setzt häufig eine für den Laien unverständlich ausgedehnte Untersuchungstechnik voraus, bei der natürlich eine gezielte Spiegelung und Röntgenuntersuchung unumgänglich sind.

6. *Blutdruckerhöhung:* Die zervikale Hypertonie, genauer Hypertension, die durch Störungen im HWS-Bereich auftreten soll, möchte ich hier nur erwähnen, weil sie noch vor einigen Jahrzehnten für möglich gehalten wurde. Nach der internationalen Definition der WHO über die Bluthochdruckkrankheit kann man heute nicht mehr davon ausgehen, daß ein HWS-Syndrom tatsächlich Bluthochdruck ursächlich auslöst, wenn nicht schon die Hochdruckveranlagung besteht. Der Beschwerdekomplex des Zervikal-Syndroms ist nur noch der Auslöser des Ganzen im Sinne eines zusätzlichen Streßfaktors. Natürlich gehen plötzliche Blutdruckkrisen mit Kopfschmerzen einher, die differentialdiagnostisch gegen einen klassischen Migräneanfall oft nicht abgrenzbar sind. Wenn dabei die Kopfbewegungen auch noch Beschwerden verursachen, ist das nur verständlich. Aber allein mit chiropraktischen Maßnahmen, der manuellen HWS-Behandlung, läßt sich eine Bluthochdruckkrankheit nicht angehen. Im Gegenteil, man sollte gerade im HWS-Bereich besondere Vorsicht bei manuellen Maßnahmen walten lassen. Gefäßzerreißungen von Halsarterien wurden beschrieben!

**HWS-Syndrom und Hochdruck**

*7. Herzbeschwerden:* An anderer Stelle habe ich schon erwähnt, daß besonders funktionelle Störungen vom HWS-BWS-Bereich aufs Herz »durchschlagen« können. Durch Druck auf bestimmte Stellen am Hals, speziell an der Gabelung der großen Halsschlagader (Arteria carotis communis), lassen sich Herzstörungen bis hin zu Extraschägen auslösen. Wie erwähnt muß man bei Angina-pectoris-Beschwerden zunächst klären, ob sie vom Herzen oder von der Wirbelsäule herrühren. Echte Herzmuskelschwäche tritt jedenfalls durch Ausstrahlungsbeschwerden von der Wirbelsäule her nicht auf.

**Angina von der Wirbelsäule**

*8. Allergie:* Das HWS-Syndrom, aber auch andere Wirbelsäulenerscheinungen sind nicht Ursache für eine klassische Allergie, denn bei der Allergie handelt es sich um eine angeborene Veranlagung zu überempfindlicher Reaktion auf Kontakte mit bestimmten Auslösestoffen (Allergenen). Warum dann dieses Thema beim Halswirbelsäulen-Syndrom? Das Prinzip der Allergiereaktion besteht darin, daß Haut und/oder Schleimhäute mit einer unspezifischen Entzündungsreaktion auf den Kontakt mit den Allergenen antworten.

**Allergie und HWS-Syndrom**

Diese Erscheinung kann natürlich auch an Innenauskleidungen wie den Schleimhäuten, aber auch an den Umhüllungen des Rückenmarks oder der Nervenstränge entstehen. Durch eine solche Schwellung werden dann die betroffenen Organe, in diesem Fall Schmerznervenstränge, zusammengedrückt. Der Schmerz ist das Endergebnis dieses komplizierten Allergievorgangs. Es gibt allergisch veranlagte Menschen, die nicht nur über Rückenschmerzen, sondern auch über Gelenkschmerzen dann klagen, wenn sie sich bei der Frühjahrs- oder Grasblüte mitten in einem Allergieschub befinden.

Ob nun Sekretärin, am Computer oder im Auto sitzend, das lange Stillhalten in gespannter Sitzstellung beansprucht die Halswirbelsäule ganz erheblich und führt zu entsprechenden Folgen. Wer fährt nicht Auto? Die wenigsten. Beim Autofahren sitzt der Mensch in verkrampfter Haltung. Er blickt auf die Straße. Er hat die Hände fest am Lenkrad. Zum Gasgeben und Bremsen benutzt er die Füße. Diese fixierte Haltung wirkt sich auf alle Teile der Halswirbelsäule aus. Das gilt besonders für die Bandscheiben. Sie werden bei längerem Autofahren ständig und einseitig belastet. Damit sinkt der für die Bandscheiben lebenswichtige Pumpmechanismus, und ihr Stoffwechsel kommt zum Stillstand. Er ist ja nur dann gewährleistet, wenn ein sinnvoller Rhythmus zwischen Be- und Entlastung besteht – wie bei einem nassen Schwamm, den man ausdrückt und wieder losläßt, damit er sich frisch mit Wasser füllen

**Verkrampfung beim Autofahren**

kann. Der Autofahrer sollte alles tun, um durch eine statisch-dynamisch günstige Sitzhaltung die Druckbeanspruchung der Bandscheiben zu verringern.

Dazu gibt es interessante Untersuchungen. Die Sitzfläche sollte um 10 bis 14° nach vorn geneigt sein. Je weiter die Rückenlehne nach hinten verstellt ist, desto geringer wird der Bandscheibendruck. Allerdings kann man sich beim Autofahren nicht in Schlafstellung legen. Die Rückenlehne sollte daher nur einen 45°-Winkel bilden. Gegenüber früheren Jahrzehnten hat auch die Autoindustrie dazugelernt. Entweder läßt sich die Rückenlehne des Autofahrersitzes so verstellen, daß sie sich ungefähr an die individuelle Form der Wirbelsäule des Autofahrers anlegt, oder aber die Lehnenform ist von vornherein an die »Idealkrümmungen« der Wirbelsäule angepaßt.

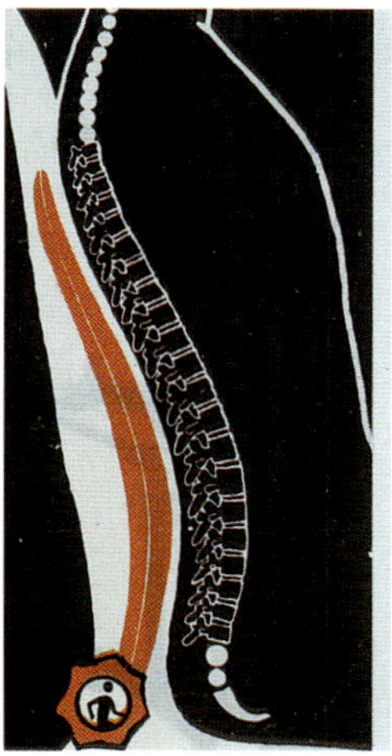

***Die Wirbelsäule beim richtigen Sitzen im Auto***

**!** Die Kopfstützen müssen so angebracht werden, daß sie bei entspannter Haltung den Blick auf Lenkrad, Armaturenbrett und Bedienungsknöpfe, vor allem aber ungehindert auf die Straße gestatten. Dabei ist auf die richtige Höhe der Kopfstützen zu achten. Wenn sie zu tief eingestellt sind, kann es bei einem Verkehrsunfall zu Verletzungen der Halswirbelsäule kommen. Es wurden HWS-Schäden durch das heftige Zurückschlagen des Kopfes über die Kopflehne hinaus beschrieben.

**Rückschlagphänomen des Kopfes**

Hinzu kommt, daß die Schultergürtelmuskulatur beim Menschen einer einförmigen Dauerbeanspruchung ebenfalls nicht gewachsen ist. Autofahren verlangt einen ständigen Spannungszustand des gesamten muskulären Halteapparats. Dadurch sinkt die Durchblutung der Muskulatur, weil bei dauernder Anspannung der Muskeln die versorgenden Blutgefäße zusammengequetscht werden. Es entsteht eine relative Blutarmut (Ischämie). Sie verstärkt die Entwicklung der bereits beschriebenen Myogelosen.

**Ischämie**

## *Das Schleudertrauma*

Unter HWS-Schleudertrauma versteht man eine Schädigung der Halswirbelsäule durch gewaltsame äußere Einwirkung. Vom Schleudertrauma spricht man z.B. bei Auffahrunfällen, besonders wenn man in dem Fahrzeug sitzt, auf das von hinten ein anderes aufgefahren ist. Kompliziert wird der Unfallvorgang dadurch, daß das eigene Fahrzeug auf ein weiteres geschoben oder gegen ein anderes Hindernis gedrückt wird.

**Auffahrunfall**

Durch die ungeheure Aufprallwucht von hinten wird der Körper nach vorn geschoben und die Halswirbelsäule überstreckt. Der Kopf schleudert dabei nach hinten und überbiegt die Halswirbelsäule über die Kopfstütze oder Rückenlehne. Wenn man zusätzlich nach vorn auf ein Hindernis aufgefahren ist oder gedrückt wird, folgt der starken Rückwärtsbeugung beim Vorwärtsschleudern eine zusätzliche Beugung der Wirbelsäule nach vorn, wiederum besonders im Halswirbelbereich (Peitschenschlag-Phänomen).

**Peitschenschlag-Phänomen**

Aus diesem Schleudervorgang des Kopfes, der eigentlich ein doppelter (einmal nach hinten und einmal nach vorn) ist, resultieren Verletzungen recht unterschiedlicher Art. Von »außen« nach »innen« betrachtet werden Hals- und Schultermuskeln, Bänder, Sehnen und Gelenkkapseln überdehnt. Daran können auch Gefäß- und Nervenstränge beteiligt sein, die allerdings sehr selten zerreißen. Wenn aber eine Arterie in diesem Gebiet rupturiert, können im günstigsten Falle Lähmungen auftreten, wenn nicht gar der Tod eintritt. Zerreißt das Rückenmark im Halsbereich, kommt es zu einer hohen Querschnittslähmung. An den Wirbelkörpergelenken können Verrenkungen, Aushebelungen (Luxationen) oder Knochenbrüche entstehen.

Wenn der Schädel nach vorn auf das Armaturenbrett aufschlägt, wird häufig die Diagnose Gehirnerschütterung oder Gehirnquetschung gestellt. Hier muß der Unfallarzt besonders kontrollieren, ob schwerwiegende Verletzungen im Halswirbelbereich vorliegen. Im Krankenhaus müssen sofort gezielte Röntgenuntersuchungen und/oder Gefäßdarstellungen veranlaßt werden. Auch wenn die Unfälle anscheinend nur leicht sind, ist immer an Komplikationen im HWS-Bereich zu denken!

**Gehirnquetschung**

Es wurde bereits erwähnt, wie fein konstruiert und komplex die Gelenkverbindungen und das Gefäßsystem – hier besonders das arterielle im HWS-Bereich – sind. Doch auch wenn die Röntgenaufnahmen keine Veränderungen zeigen, darf man die Diagnose nicht davon abhängig machen, was man im Röntgenbild sieht oder nicht sieht! Alle zur Verfügung stehenden Untersuchungstechniken müssen angesetzt werden, einschließlich Computertomographie und Ultraschalluntersuchungen.

**Computertomographie**

Betreffen die Schädigungen den HWS-Muskelapparat, so sind nicht nur die großen, oberflächlich gut tastbaren Muskeln im Halswirbelsäulen- und Schulterbereich gemeint, sondern auch die zahlreichen kleinen Muskeln, die zwischen und hinter den großen liegen. Sie sind für die Steuerung des gesamten Gefüges der Wirbelsäulensegmente verantwortlich und beeinflussen die Haltung der Wirbelsäule ähnlich wie die großen Muskelgruppen. Auch kleine und kleinste Muskeln besitzen empfindliche sensible Rezeptoren, also Nervenendigungen, die auf unterschiedliche Umgebungsänderungen reagieren. Überdehnungen und Zerrungen werden deshalb sofort registriert und reflektorisch mit Verspannung beantwortet. Deshalb kann es direkt nach einer Schädigung zur Muskelverspannung mit heftigsten Schmerzen kommen. In gleicher Weise reagieren auch die größeren und kleineren Bänderverbindungen zwischen den Wirbelkörpern und deren Gelenken. Die gesamte Körperhaltung und Tiefenempfindlichkeit ist von diesen sog. sensiblen Nervenendigungen abhängig.

**Rezeptoren in Muskeln**

Die Wirbelgelenke besitzen einen gewissen Spielraum. Er kann bereits bei relativ kleinen Verletzungen überschritten werden. Das führt dann zu Schäden in den Gelenkknorpeln und Gelenkkapseln mit entsprechend verschlechterter Ernährung dieses Gebiets. Auch die kleinen Wirbelgelenke erleben durch eine Traumatisierung, also durch eine Schädigung, Verstauchungen. Solche Reize erzeugen Flüssigkeitsansammlungen oder Blutergüsse, die sich trotz intensiver Untersuchungen so gut wie nicht feststellen lassen. Ohne klare Diagnose kann die richtige Behandlung nicht stattfinden.

**Verstauchungen**

**Einrisse**

Wenn ein Schleudertrauma auch Einrisse und Verletzungen der Bandscheiben hervorruft, wird das Gefüge der Halswirbelsäule zusätzlich gelockert. Einrisse und Vorfall von Bandscheibengewebe drücken auf die Nervenwurzeln der im Halswirbelsäulenbereich entspringenden Nervenstränge. In ähnlicher Weise treten diese Beschwerden auch dann auf, wenn »nur« das Nervenaustrittsloch durch Schädigungen verengt wird. Dann ist nicht allein die Schmerzempfindung gestört, sondern auch das unwillkürliche Nervensystem. Schließlich übertragen sich die Reizzustände auf die Arteria vertebralis, da sie von begleitenden sympathischen Nervenfasern umgeben wird.

## *Diagnose des HWS-Schleudertraumas*

Eine alte medizinische Weisheit lautet: Vor die Behandlung haben die Götter die richtige Diagnose gestellt, d.h. in diesem Falle, daß zunächst möglichst genaue Angaben des Verletzten zum Unfallvorgang und zu den bestehenden Beschwerden aufgenommen werden müssen.

**Verzögerter Beschwerdebeginn**

Übrigens können subjektive Beschwerden noch Stunden oder Tage nach dem Unfall beginnen. Sie werden meist in den Bereich des Hinterkopfs, in die Schultern und Arme projiziert.

**Zerviko-zephales und zerviko-brachiales Syndrom**

Man spricht vom »oberen« Zervikal-Syndrom (zerviko-zephales Syndrom), wenn Beschwerden bevorzugt im HWS-Kopfbereich bestehen. Das »untere« Zervikal-Syndrom (zerviko-brachiales Syndrom) betrifft den HWS-Schulter-Arm-Bereich, auch als HWS-Schulter-Arm-Syndrom bekannt. Bei der körperlichen Untersuchung fällt die Verspannung der Schulter-Nacken-Muskulatur auf. Wenn sie sehr heftig ist, stützt der Verletzte beim Sitzen den Kopf ab. Meist verstärken Kopfbewegungen diese Schmerzen.

> **!** Aufgrund neuerer Erkenntnisse wird immer wieder diskutiert, ob tatsächlich ein »Trauma« an der Halswirbelsäule – also eine echte Verletzung oder Wunde, die durch Gewalteinwirkung hervorgerufen wurde – entstanden ist. Namhafte Orthopäden fragen, ob zum einen die Bezeichnung »Trauma« richtig ist und zum anderen nicht auch der Behandlungsablauf geändert werden müßte.

Zunächst zum Begriff HWS-Schleudertrauma. Während man noch vor wenigen Jahrzehnten grundsätzlich von einer mehr oder weniger schweren Schädigung, also Traumatisierung, ausging, erscheint es heute sinnvoller, nicht von vornherein von einer Traumatisierung,

**Beschleunigungsverletzung**

sondern von einer Beschleunigungsverletzung der Halswirbelsäule zu sprechen. Mit Recht wird kritisiert, daß Begriffe wie »posttraumatisches Zervikal-Syndrom« oder »Beschleunigungsverletzung« nicht genauer sind als der zunächst verwendete Begriff HWS-Schleudertrauma; denn letztlich stammt Trauma aus dem Griechischen und heißt eben Verletzung.

Man möchte die Begriffe Trauma, Traumatisierung vor allem gegenüber dem Unfallverletzten vermeiden, weil sich das »schlimmer« anhört, als wenn von einer Beschleunigungsverletzung gesprochen wird. Man will verhindern, daß von vornherein eine schwere Erkrankung durch den Unfall vermutet wird, solange nicht einwandfreie diagnostische Erkenntnisse vorliegen.

Relativ neu ist auch die durch experimentelle Untersuchungen gestützte Ansicht, daß bei einem Auffahrunfall von hinten nicht die Rück- und Vorbeugung des Kopfes als wesentlicher Verletzungsmechanismus angesehen werden darf. Vielmehr kommt es zunächst zu einer sog. horizontalen Translation des Kopfes. Darunter versteht man, daß im ersten Augenblick des Heckaufpralls Gelenkflächen gegeneinander verschoben werden. Es handelt sich um die Gelenke zwischen Hinterhauptschuppe und 1. Halswirbelkörper sowie zwischen 1. und 2. Halswirbelkörper. Diese Verschiebungen werden als die Hauptschädigungsmomente bezeichnet.

**Whiplash**

Bei dem »Schleudertrauma« handelt es sich um ein schon lange bestehendes Problem; das geht daraus hervor, daß bereits 1928 im englischen Sprachraum der Begriff whiplash (whip = Peitsche, lash = Schnur) benutzt wurde. Im deutschen Sprachgebrauch übersetzte man dieses Wort sehr frei mit Schleudertrauma – Peitschenschlag wäre besser gewesen.

**Traumaauslösende Geschwindigkeit**

Auch bei relativ langsamer Fahrt können ziemlich schwerwiegende Auffahrunfälle und Schädigungen entstehen. Nicht jeder Heckanstoß führt jedoch zu einem Schleudertrauma! Es gibt Toleranzschwellen, die überschritten werden müssen, um ein Trauma auszulösen. Für verletzungsanfällige Unfallopfer soll diese Schwelle bei einer Geschwindigkeitsänderung von ca. 13 km/h liegen. Gesunde junge Erwachsene überstehen noch deutlich höhere Geschwindigkeitsänderungen unverletzt. Mindestens 60% der in Deutschland behandelten Schleudertrauma-Patienten waren in einen Unfall verwickelt, bei dem die Gefährdungsgrenzen *nicht* überschritten wurden.

Zum Problem der Behandlung konnten *Spitzer et al.* »keinen Wirkungsnachweis für physikalische Maßnahmen bei Schleudertrauma-Verletzten finden«. Sie weisen darauf hin, daß »physikalische Anwendungen und Infiltrationstherapie« unterstützend eingesetzt werden können und damit eine gewisse Berechtigung haben. Indiziert sind diese (wirkungslosen!) Maßnahmen nicht! Gleiches soll für die stabilisierende Krankengymnastik gelten.

! Da gewinnt die Erkenntnis norwegischer Ärzte eine ganz neue Bedeutung, wonach die Halsstütze (Schanzsche Krawatte genannt) möglicherweise mehr schaden als nützen könnte. Der Grund: Die Krawatte verringert die Beweglichkeit des Halses. Dadurch werden die Muskeln, aber auch der gesamte Halteapparat im HWS-Bereich geschwächt, so daß der Patient letztlich in einen Teufelskreis aus Schonung, Verspannung und Muskelschwäche gerät. Unter diesem

Gesichtspunkt hält *Prof. Dr. J. Grifka*, Univ.-Klinik Bochum, das Tragen der Halskrawatte über einen Zeitraum von nur wenigen Tagen für angebracht, wenn der Patient tatsächlich die Halswirbelsäule vor Schmerzen nicht bewegen kann.

Schmerzensgeld

In einem Urteil stellte das Landgericht Heilbronn 1996 fest: Bei einem Zusammenstoß zweier Fahrzeuge mit niedriger Differenzgeschwindigkeit kann ein HWS-Schleudertrauma ausgeschlossen werden und braucht Schmerzensgeld nicht gezahlt zu werden.

Noch näher auf das Problem des sog. HWS-Schleudertraumas einzugehen, würde den Rahmen dieses Ratgebers sprengen. Ich meine, daß man die modernen Ansichten, die sich in den letzten Jahrzehnten zu diesem Thema entwickelt haben, jedenfalls mit berücksichtigen muß!

Zum Thema Distorsion der Halswirbelsäule veröffentlichte die Schweizerische Gesellschaft zum Studium des Schmerzes 1998 eine Übersichsarbeit von *E. Roux*, Genf, der bewußt zwischen HWS-Schleudertrauma und HWS-Distorsion unterscheidet.

## *Das Schulter-Arm-Syndrom*

Unteres HWS-Syndrom

Dieses Syndrom müßte genauer Halswirbelsäulen-Schulter-Arm-Syndrom oder Zervikobrachial-Syndrom (unteres HWS-Syndrom) heißen. Da aber medizinische Ausdrücke gern verkürzt werden, nennt man es schlicht HWS-Arm-Syndrom. Es handelt es sich um Störungen, die, ausgehend von der Halswirbelsäule, über die Schulterpartie bis in den Arm, ja sogar bis in die Finger ausstrahlen können. Solche Ausstrahlungsschmerzen im Nacken-Schulter-Arm-Bereich sind häufig. Meist steckt ein Halswirbelsäulensyndrom dahinter. Die Symptome sind dann typisch; man könnte sie mit den Ischiasbeschwerden im Bein vergleichen. Bei bestimmten Bewegungen werden die Schmerzen stärker.

Dermatome

Je nach Lokalisation der betroffenen HWS-Segmente strahlen sie in bestimmte Hautareale, Dermatome genannt, aus. Es sind elektrisierende Schmerzen. Durch Husten, Niesen oder Pressen, auch bei bestimmten Kopfbewegungen, nehmen sie zu.

Über reflektorische Wege verspannt sich die zu den Hautarealen gehörende Muskulatur. Durch die Nervenreizungen kommt es zu Muskelknoten, den bereits beschriebenen Myogelosen. Damit wird der bekannte Circulus vitiosus in Gang gesetzt: Von der Halswirbelsäule strahlen über die Nervenstränge Schmerzen in Schulter- und Armbereich aus. Hier verspannt sich die Muskulatur. Ihre Durchblutung verschlechtert sich. In der Peripherie entwickeln sich Schmerzen, was zur Zentrale hin, Richtung Rückenmark, gemeldet wird.

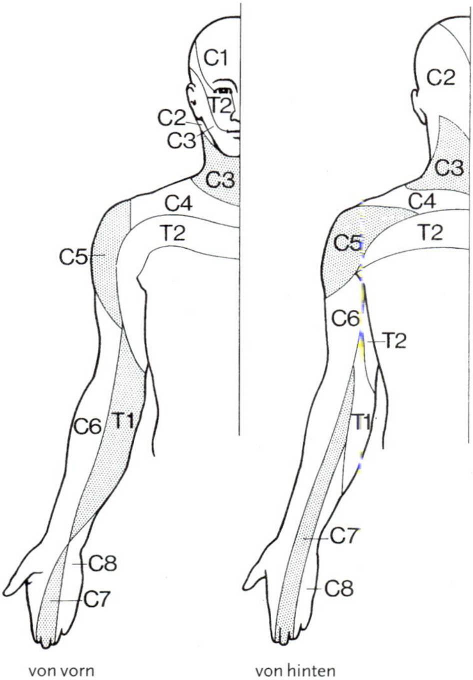


*Segmentale Schmerzausstrahlung von der Halswirbelsäule (Dermatom-Schema)*

**Rückkopplungsmechanismen**

Man spricht bei solch einem Vorgang auch von einem Rückkopplungsmechanismus. Halswirbelsäule und Kopf werden dabei oft krampfhaft schief gehalten. Der geschulte Arzt kann häufig beim ersten Anblick des Patienten die richtige Diagnose stellen. Im Extremfall spricht man auch vom Schiefhals, wenn der Kopf nicht mehr gerade gehalten werden kann. Wenn die Nervenwurzeln in den Nervenaustrittslöchern stärker zusammengepreßt werden, treten Gefühlsstörungen auf. Im weiteren Verlauf entsteht ein Muskelschwund in Schulter- und Armmuskulatur.

**Schiefhals**

! Schon vor den ersten HWS-Schulter-Arm-Schmerzen klagen die Betroffenen tagelang über uncharakteristische Nacken- und Schulterbeschwerden. Anhand der mitgeteilten Schmerzausbreitung wird der Arzt die Höhe der gestörten Nervenwurzel feststellen. Im Bereich der beiden ersten Halswirbelsäulensegmente treten hauptsächlich Kopfschmerzen und »zerebrale Störungen« wie Schwindel oder Ohrensausen auf. Man spricht dann vom oberen HWS-Syndrom (zerviko-zephalen Syndrom).

Wenn die Nervenwurzeln im Bereich C3/C4, also im Gebiet des 3. und 4. Halswirbelkörpers, betroffen sind, finden sich Schmerzen und Störungen des Gefühls im Bereich der Schulter. Bei der 5. HWS-Wurzel ist der Deltamuskel geschädigt. Starke Nervenwurzelkompressionen können bis zu Lähmungen des Delta-, aber auch des Bizepsmuskels am Oberarm führen.

**Bizeps-Beeinträchtigung**

Bei einem Schaden der Nervenwurzel C6, also im Bereich des 6. Halswirbelkörpers, klagen die Patienten über Gefühlsstörungen im hinteren äußeren Oberarmbereich und an der Daumenseite des Unterarms einschließlich des Daumens selbst. Es wird vor allem der Bizepsmuskel beeinträchtigt.

Die C7-Nervenwurzel – Austrittsbereich ist der 7. Halswirbelkörper – versorgt die Beugeseite des Unterarmes und den 2. und 3. Finger, wo bei Störungen Schmerzen und Gefühlsbeeinträchtigungen auftreten. Das kann so weit gehen, daß Fingerbeugemuskeln gelähmt werden.

Schließlich wird bei einer Schädigung der C8-Nervenwurzel – Austrittsbereich zwischen 7. Halswirbelkörper und 1. Brustwirbelkörper – die kleine Handmuskulatur in Mitleidenschaft gezogen bzw. gelähmt, einschließlich derjenigen des Kleinfingerballens. Es sind die 3. und 4. Finger betroffen.

All diese Erscheinungen rechnen wir zum unteren HWS-Syndrom (zerviko-brachialen Syndrom). Nicht vergessen sollte man, daß Schmerzen im Bereich von Nacken und Schultergürtel auch als Frühsymptom einer beginnenden Parkinson-Krankheit vorkommen.

**Karpaltunnel-Syndrom**

*Brachialgia paraesthetica nocturna:* Diese nächtlich auftretende Armneuralgie kann ein äußerst quälendes Krankheitsbild sein. Es handelt sich meist um doppelseitige, gegen Morgen auftretende Schmerzen und Mißempfindungen in Hand und Arm, was jedoch nicht ausschließlich von der Wirbelsäule herrühren muß. Oft sind diese Beschwerden beim sog. Karpaltunnel-Syndrom, das primär nichts mit der Halswirbelsäule zu tun hat, vorhanden. Eine Brachialgie, also ein Armschmerz, hat verschiedene Ursachen und wird durch Störungen des Nervengeflechts im Arm ausgelöst. Ursachen dafür können auch degenerative Halswirbelsäulenveränderungen, also das HWS-Schulter-Arm-Syndrom, sein, aber auch ein Bandscheibenvorfall im HWS-Bereich oder Nervenstörungen der Schulter-Arm-Stränge.

Beim Karpaltunnel-Syndrom, auch Medianus-Kompressionssyndrom genannt, wird der Nervus medianus im Karpaltunnel so gequetscht, daß er schrumpft. Die von ihm nervlich versorgte Daumenballenmuskulatur wird schwächer. Zusätzlich treten Gefühlsmißempfindungen der Hohlhand und des 1. bis 3. Fingers einschließlich der daumenseitigen Fläche des 4. Fingers auf. Der Karpaltunnel ist ein künstlicher Tunnel, der aus Handwurzelknochen und darüberziehendem Bandapparat an der Handinnenseite entsteht. Dieses Syndrom hat mit der Halswirbelsäule nichts zu tun.

! Die von der Halswirbelsäule ausgehenden nächtlichen Armneuralgien lösen unerträgliche Schmerzen mit Gefühlsstörungen und Schwellungsgefühl in Armen und Händen, einseitig oder beidseitig, aus. Bei stärksten Schmerzzuständen können die Betroffenen nicht mehr schlafen, liegen stundenlang wach oder laufen nachts herum. Auch wenn am häufigsten eine Störung im Bereich der Halswirbelsäule als Ursache angenommen werden kann, sollten bei der orthopädischen Fachuntersuchung andere Möglichkeiten sicher ausgeschlossen werden.

*Periarthritis humero-scapularis:* Es handelt sich um die Schultersteife, die ebenfalls recht schmerzhaft werden kann. Da jedoch nicht immer eine Entzündung vorliegt, sollte man eher von einer Periarthrosis humeroscapularis oder Periarthropathia humero-scapularis, abgekürzt PHS, sprechen. Im Rahmen meiner neuraltherapeutischen Sprechstunde habe ich relativ viele, auch junge Menschen mit dieser Erkrankung gesehen. Auf jeden Fall empfiehlt sich eine gezielte Röntgenuntersuchung von betroffener Schulter und zugehörigem Halswirbelsäulensegment, um sicher zu sein, woher die Störungen kommen.

**Schultersteife**

**PHS**

Erstaunlicherweise findet man bei der klassischen PHS Kalkeinlagerungen um das Schultergelenk in der Gelenkkapsel, ohne daß zuvor über wesentliche subjektive Schmerzen oder Beschwerden im Sinne einer Schultergelenksentzündung geklagt wurde. Erst wenn zum Teil schon recht ausgeprägte Kalkeinlagerungen im Röntgenbild zu finden sind, werden schmerzhafte Bewegungseinschränkungen des Schultergelenks geschildert. Dies kann so weit gehen, daß der Arm kaum noch beweglich ist. Diese Schulterschmerzen treten tags und nachts gleich stark auf.

**Kalkeinlagerungen im Röntgenbild**

Die Behandlungsversuche sind vielfältig. Mit Sicherheit kann man – egal mit welcher Behandlung, außer Operation – die vorhandenen Kalkeinlagerungen nicht beseitigen. Neben einer manuellen Therapie zur Mobilisierung des Schultergelenks, oft in Kurznarkose durchgeführt, helfen gegen den Schmerzkomplex neuraltherapeutische Infiltrationen in und um das Schultergelenk, zum Teil auch in Fernpunkte. Dabei sollte man nicht vergessen, daß auch die richtig durchgeführte chinesische Akupunktur gute Erfolge aufweist. Bevor solche Patienten

**Neuraltherapeutische Infiltrationen**

mit klassischem PHS-Syndrom zum Arzt kommen, vergehen oft Monate, weil häufig mit unzureichenden Methoden eigene Behandlungsversuche unternommen werden. In einer Zeit zunehmender Selbstmedikation darf dies nicht wundern.

**Tennisarm**

*Epicondylitis humeri:* Hinter diesem Fachausdruck verbirgt sich der Tennisarm oder Tennisellenbogen.

Entzündliche, aber auch degenerative Veränderungen entstehen an den knöchernen Fortsätzen der unteren Enden des Oberarmknochens. Dieser Bereich ist dann sehr empfindlich. Die zugehörige Armmuskulatur wird beteiligt. Man unterscheidet zwischen Epicondylitis humeri radialis (daumenseitig), dem sog. Tennisellenbogen, und der Epicondylitis humeri ulnaris (kleinfingerseitig), dem sog. Werferellenbogen. Als Ursache werden eigentlich nicht so sehr Halswirbelsäulenveränderungen angenommen als vielmehr eine ständige Überlastung des Ellenbogengelenkes.

**Mikrotraumen**

Mikrotraumen, also winzigste, mikroskopisch kleine Verletzungen, führen zu Einrissen in den Sehnen. Wenn man auf bestimmte Stellen im Ellenbogenbereich drückt, schmerzen sie. Beim Anspannen der betroffenen Muskulatur strahlen die Schmerzen nach oben und unten aus. In späteren Stadien kann man im Röntgenbild an den Armknochen aufgerauhte Knochenkonturen bis hin zu knöchernen Spornbildungen finden. Durch den Faustschluß bei gleichzeitiger Rückwärtsbeugung der Hand (Dorsalflexion) verstärken sich die Schmerzen erheblich. Typische Ursachen sind falsche oder nicht richtig eintrainierte Bewegungen z.B. beim Tennisspielen oder Speerwerfen. Die daraus entstehende Überlastung bezieht sich auf das gesamte System, angefangen bei der Halswirbelsäule bis hinunter in den ganzen Arm, so daß ansetzende Muskelgruppen bzw. blockierte HWS-Gelenke mitspielen. Über 80 % der Epikondylitiden gehen von der Halswirbelsäule aus. In den Segmenten C5 bis C7 treten deutliche Wirbelsäulenblockierungen auf.

**Armplexus**

*Skalenus-Syndrom:* Unter dem Scalenus-anterior-Syndrom versteht man die Quetschung der Schlüsselbeinarterie bzw. der Schlüsselbeinnervenstränge. Sie versorgen den Armplexus. Störungen rufen reflektorische Muskelverspannungen hervor. Mit dem eigentlichen Halswirbelsäulensyndrom hat diese Erkrankung nichts zu tun. Gegen- und übereinanderlaufende Halsmuskelgruppen, die am Schlüsselbein ansetzen, bilden hier ein kleines Dreieck, durch das Nerven und Gefäße ziehen. Wenn dieses Dreieck zu klein ist oder sich durch dort liegende verdickte Halsmuskeln verengt, entstehen Kompressionserscheinungen. Nerven und Gefäße werden gequetscht. Das Scalenus-anterior-Syndrom ruft gleichfalls Schulter-Arm-Schmerzen hervor, die besonders bei schwerem Tragen oder erhobenem Arm auftreten. Sehr häufig verlaufen sie auf der Kleinfingerseite des Unterarms und der Hand. Bei Fortschreiten der Gefühlsstörungen atrophieren die Handmuskeln, und es kommt zu Lähmungen. In Abhängigkeit von der Lage des Armes wird fast immer der Blutfluß beeinträchtigt.

! Da gleiche oder ähnliche Beschwerden bei den bereits vorgenannten Erkrankungen entstehen können, ist es oft schwierig, die eine Beschwerde von der anderen abzugrenzen. Die Diagnose Scalenus-anterior-Syndrom wird deshalb eher selten gestellt. Mit Hilfe der Röntgenuntersuchung kann man diese Diagnose sichern, wenn eine zusätzliche knöcherne Halsrippe, die dieses Problem hervorruft, gefunden wird. Außerdem lösen Verwachsungen, Verklebungen und starke Muskelverspannungen die beschriebenen Symptome aus. Die Stelle, an der sich die Skalenuslücke unter der Haut tasten läßt, ist meist extrem druckempfindlich.

Wenn alle konservativen Methoden, insbesondere auch die Neuraltherapie oder Akupunktur, versagen, vor allem bei einer 7. Halsrippe, sollte operativ vorgegangen werden. Nach gut verlaufener Operation sind die Betroffenen meist schlagartig beschwerdefrei.

**Die 7. Halsrippe**

Auch an hartnäckigen Kopfneuralgien, also Schmerzen, die im Kopfbereich bestehen oder zum Kopfbereich ausstrahlen, kann das Scalenus-anterior-Syndrom beteiligt sein. Wahrscheinlich hängt dies mit der Reizung des sympathischen Geflechts im Halsbereich zusammen. Postoperativ können daher die hartnäckigen Kopfschmerzen ebenfalls vollständig verschwinden.

## Das Brustwirbelsäulen(BWS)- oder Thorakal-Syndrom

Im Bereich der Brustwirbelsäule erscheinen die Zwischenbandscheiben flacher als die im Hals- und Lendenwirbelsäulenbereich. An Breite und Höhe nehmen sie von oben nach unten zu. Von den Brustwirbelkörpern gehen seitlich die Rippen ab, die über Wirbel-Rippen-Gelenke mit der Wirbelsäule locker verbunden sind. Dies ist erforderlich, damit sich der Brustkorb bei der Atmung weiten und verkleinern kann. Die Rippen bewegen sich in ihren Gelenken leicht nach außen drehend aufwärts bzw. nach innen drehend abwärts.

Der Länge nach verlaufen an den Rippenunter- und -innenseiten Nerven- und Gefäßstränge. Sie werden wegen ihrer Lage als Zwischen-

Interkostalnerven und -gefäße

rippennerven (Interkostalnerven) und Zwischenrippengefäße (Interkostalgefäße) bezeichnet. Die anatomische Beziehung der Wirbel-Rippen-Gelenke zum unteren Teil der Nervenaustrittslöcher im Bereich der Brustwirbelsäule ist so gestaltet, daß die relativ großen Nervenaustrittslöcher kaum zu Nervenstörungen Anlaß geben.

Andererseits sind die Bandscheiben der Brustwirbelsäule großen Belastungen ausgesetzt. Daher treten besonders im mittleren Brustwirbelsäulenabschnitt degenerative Bandscheibenveränderungen auf. Hingegen ist der Bewegungsspielraum der Brustwirbelsäule im Vergleich zur Hals- und Lendenwirbelsäule deutlich eingeschränkt.

! Sehr unangenehm sind Schmerzen entlang der Interkostalnerven, die durch Gefügestörungen der Brustwirbelsäule oder durch Entzündungsprozesse der Nervenstränge entstehen. Wichtig ist, diese Interkostalneuralgien von Angina-pectoris-Anfällen abzugrenzen, die meist im linken Brustkorb gespürt werden. Hier sollte differentialdiagnostisch auch die Gürtelrose, eine virusbedingte Nervenentzündung, erwähnt werden, die ebenfalls nichts mit der Wirbelsäule zu tun hat.

## Das Lendenwirbelsäulen(LWS)- oder Lumbal-Syndrom

»Lendenlähmung«

Das LWS-Syndrom wird auch Lumbago oder Ischialgie genannt, zu deutsch »Hexenschuß«. Wenn plötzlich ein intensiver Schmerz auftritt, heißt das Ganze auch akute Lumbago. Davon ist die chronische Lumbago zu unterscheiden. Lumbago leitet sich aus dem Lateinischen ab und bedeutet Lendenlähmung.

Die akute Lumbago ist eine plötzlich einsetzende, sehr heftige Erkrankung im Bereich der unteren Wirbelsäule. Sie geht mit Bewegungsunfähigkeit, Fehl- und Schonhaltung mit häufig grotesken Verbiegungen der Wirbelsäule, mit Muskelverspannungen und hochgradigen Schmerzen bei jedem Versuch, die Lage zu verändern oder sich zu bewegen, einher. »Hexenschuß« kann übrigens auch Tiere treffen, was man besonders bei Pferden beobachtet.

Nervus ischiadicus

Als Ischias oder Ischialgie bezeichnet man die von der unteren Rückenpartie in das Bein ausstrahlenden Schmerzen, wenn der Ischiasnerv (Nervus ischiadicus) betroffen ist. Zahlreiche unterschiedliche Ursachen führen zu Störungen im unteren Lendenwirbelsäulenbereich zwischen 4. und 5. Lendenwirbelkörper und 1. Kreuzbeinkörper. Dazu zählen insbesondere die Bandscheibenschäden. Sind jedoch höhere

Nervenaustrittswurzeln beteiligt, können auch andere Beinnerven schmerzen.

Bei einer Ischialgie treten manchmal nur Empfindungsstörungen am Bein auf, die besonders charakteristisch an der Außenseite des Beins streifenförmig nach unten verlaufen, weshalb man diese Störung Generalsstreifenanästhesie nennt, d.h. sie ist so streifenförmig angelegt wie Längsstreifen an einer Generalshose früherer Zeiten.

## *Was hält die Wirbelsäule aus?*

Je weiter unten die Bandscheiben in der Wirbelsäule liegen, desto stärker werden sie durch Sitzen, Stehen, Gehen oder Laufen belastet. Die Bandscheiben der unteren Lendenwirbelsäule tragen das gesamte Gewicht des Körpers. Dabei verteilt sich der Druck nicht etwa auf eine große Fläche, sondern auf verhältnismäßig kleine Bereiche, da die Bandscheiben im Durchmesser nicht größer sind als die dazugehörigen Wirbelkörper. Selbst Hinlegen entlastet den Bandscheibenapparat nicht. So bleibt selbst im Liegen ein gewisser Druck erhalten. Aus der folgenden Tabelle geht hervor, wie sich die einzelnen Drücke auf die untere LWS-Bandscheibe auswirken:

| *Körperstellung* | *Druck* |
|---|---|
| Liegen auf dem Rücken | 15 kp |
| Aufrechtes Sitzen | 140 kp |
| Freies Stehen | 100 kp |
| Vorwärtsbeugen im Stand | 140 kp |
| 20 kg Heben in Vorwärtsbeuge | 200 kp |
| Druckerhöhung durch Husten, Pressen | 50 kp |

Die Bandscheiben der unteren Wirbelsäule werden also bei aufrechter sitzender Stellung mehr belastet als im Stehen. Im Sitzen vermindert sich dagegen der Druck, wenn man sich mit dem Rücken anlehnen kann. **Entlastendes Anlehnen**

Am größten sind jedoch die Bandscheibenbelastungen, wenn aus gebeugter Haltung eine Last aufgehoben wird. Je nach Körperhaltung können sich hier Drücke von 90 kp bis 720 kp aufbauen. Verständlicherweise kommt es durch falsches Heben, vor allem beim Hochreißen von Gewichten, zu Einrissen des Faserrings der Bandscheibe mit bleibenden Schäden bis hin zum echten Bandscheibenvorfall.

Wie dargelegt, wird das Gewebe der Bandscheiben schlecht ernährt, da keine Versorgungsgefäße zur Verfügung stehen. Schon das begünstigt Bandscheibendegenerationen. Zusätzlich werden die Zwischenwirbelscheiben durch stundenlange falsche Körperhaltung großen Drücken ausgesetzt. Davon besonders betroffen ist wiederum das Gebiet der Lendenwirbelsäule, insbesondere die letzte Bandscheibe, die sogenannte lumbo-sakrale Bandscheibe. Sie ist der beweglichste Teil der gesamten Lendenwirbelsäule.

**Lumbosakrale Bandscheibe**

Im Zusammenhang mit Belastung und Bewegung sind speziell die Nervenaustrittslöcher, die von den Wirbelkörperfortsätzen gebildet werden, zu erwähnen. Der Durchmesser der Nervenaustrittslöcher verändert sich mit den verschiedenen Wirbelsäulenbewegungen. Schon bei relativ geringer Höhenminderung der Bandscheiben verengen sich die Nervenaustrittslöcher um etwa ein Fünftel bis ein Viertel ihrer normalen Weite. Diese relativ geringe Veränderung gewinnt an Bedeutung, wenn man bedenkt, daß die austretenden Nervenwurzeln und anliegenden Gefäße zwei Drittel der Weite der Nervenaustrittslöcher beanspruchen.

Bandscheibenbedingte Rückenschmerzen sind abhängig von der Belastung. Sie verstärken sich im Laufe des Tages, besonders wenn man schwer heben und tragen muß. Am meisten treten Kreuzschmerzen im Stehen und Sitzen auf, und zwar vor allem dann, wenn zusätzlich eine Hohlkreuzstellung der Lendenwirbelsäule, die sog. Hyperlordose, besteht.

Die moderne Lebensweise, die Bekleidung und das moderne Wohnen begünstigen die Entwicklung degenerativer Wirbelsäulenveränderungen insgesamt und die der Bandscheibe im besonderen. Dazu wird in meinem Ratgeber »Arthrose richtig behandeln« einiges gesagt. Die Schuhe mit hohen Absätzen, die die Frauen gerne tragen, führen nicht nur zur Hohlkreuzbildung im Lendenwirbelsäulenbereich, sondern auch zu weiteren Störungen, die den Bewegungsablauf des Körpers erheblich erschweren. Abwärtsgehen an einem Hang oder auf einer steilen Straße, Wäscheaufhängen, Arbeiten mit erhobenen Armen und viele andere Tätigkeiten verstärken chronische Kreuzschmerzen. Häufig handelt es sich zunächst noch um dumpfe, nicht genau zu bestimmende Schmerzen irgendwo im Bereich der unteren Lendenwirbelsäule, in der Lendengegend. Aber schon bei der einfachen Körperuntersuchung tastet man Muskeln mit deutlichen Verspannungen und Verhärtungen.

**Hohe Schuhe**

**!** Im Gegensatz zum Belastungskreuzschmerz tritt der Entlastungskreuzschmerz wesentlich seltener auf, etwa bei 20% der an Lumbago Erkrankten. Entlastungskreuzschmerzen lassen sich oft dadurch beheben, daß man eine neue Matratze fürs Bett kauft. Die alte ist durchgelegen, so daß der mittlere, schwerste Körperabschnitt in einer Delle versinkt. Die stärksten Schmerzen empfinden die Betroffenen dann beim Aufwachen und Aufstehen. Zunächst kann man sich gar nicht richtig aufrichten, weil der gesamte Rücken steif und schmerzhaft ist. Erst nach Überwärmung im heißen Bad und mit Bewegungen unter der Dusche lassen diese Schmerzen nach. Meistens sind weitere Maßnahmen nicht erforderlich. Tagsüber geht es den Patienten gut; sie können sich wieder ganz normal bewegen.

## Kreuzschmerzen

Nicht jeder Kreuzschmerz bedeutet Bandscheibenschaden! Mit wissenschaftlichen Veröffentlichungen über Rückenschmerzen lassen sich ganze Bibliotheken füllen. Warum der Mensch an Kreuzschmerzen leidet, ist längst jedem geläufig: Durch den aufrechten Gang des Menschen wird die gesamten Wirbelsäule in besonderem Maße belastet, vor allem aber der untere Bereich, die Lendenwirbelsäule. Und gerade hier verlaufen viele Nervenfasern für Schmerzempfindungen. Für die Diagnostik von Rückenschmerzen haben Wissenschaftler 1995 mehr als 60 mögliche Ursachen in einer Tabelle zusammengestellt (»Osteoporose«, Ratgeber Kohlhammer). Der Bandscheibenprolaps ist nur eine davon.

**Besondere Belastung der LWS**

Wie man aus dieser zitierten Übersicht erkennt, gibt es tatsächlich eine Vielzahl von Ursachen, die Rückenschmerzen hervorrufen können. Rücken- oder Kreuzschmerzen werden durch Schäden an Nerven, Muskeln, Knochen, Gelenken oder inneren Organen ausgelöst. Die Schmerzen entstehen durch Reizungen schmerzempfindlicher Fasern an den Nervenwurzeln oder an den Nerven selbst. Auch erkrankte Organe wie Leber, Nieren, Gallenblase, Harnblase oder Vorsteherdrüse und viele andere können als Ursache herhalten. Der Schmerz kann in der Muskulatur entstehen oder von der Wirbelsäule herstammen. Oft ist eine klare Lagebezeichnung für die Ursache der Schmerzentwicklung nicht möglich.

**Woher kommt der Schmerz?**

Haltungsstörungen führen zu Muskelschmerzen (Myalgien). Dabei kann der Muskel schlecht durchblutet sein, oder er verharrt in einer mehr oder weniger ständigen krankhaften Anspannung (Verkrampfung). Der Muskelschmerz erzeugt wie jeder andere Schmerz auch weitere Schmerzen in Sehnen, Bändern, Gelenkkapseln usw.

Schmerzen werden auch dadurch ausgelöst, daß Stoffwechselendprodukte (Schlacken) nicht richtig über die Blutbahn abfließen. Mechanische und chemische Reize spielen dann eine Rolle, wenn es zum Kreuzschmerz kommt. Der Knochen selbst besitzt keine Nerven; er kann also nicht schmerzen. Trotzdem empfindet man »Knochenschmerzen«! Nicht der Knochen selbst, sondern die bindegewebige Haut um den Knochen herum, die Knochenhaut, enthält die Schmerzfasern, die den Schmerz leiten. Ebenso sind sie in den Bändern der Wirbelsäule vorhanden. Die Bandscheibe ist frei von jeglichen Gefäßen und Nervensträngen. Sie selbst kann also nicht weh tun, ebensowenig wie der Meniskus oder die Knorpelflächen der Gelenke!

»Knochenschmerzen«

! Innere Organe wie Magen, Darm, Gebärmutter oder Eierstöcke können gleichfalls zur Ursache für Rückenschmerzen werden. Nicht für jeden Kreuzschmerz muß gelten, daß das LWS-Syndrom (Lumbago, Ischialgie) im wesentlichen von der unteren Wirbelsäule ausgeht. Es kann dem Arzt also viel Mühe bereiten, vor der Behandlung die richtige Diagnose zu stellen, d.h. die Ursache für den Kreuzschmerz zu finden. Oft ist es nicht möglich, eine genaue Feststellung zu treffen, so daß man probatorische (ausprobierende) Therapie betreibt.

Jede Therapie ist zunächst ein Behandlungsversuch, von dem der Arzt nach langjähriger Praxis davon ausgehen kann, daß er erfolgreich sein wird. Aber in einem gewissen Sinn ist der Patient zuerst immer eine Art »Versuchskaninchen«. Das darf jedoch nicht negativ gewertet werden, weil erfahrungsgemäß bei einem Großteil der Erkrankungen, gerade auch bei Rückenschmerzen, die Verbindung von Diagnose und Therapie zum richtigen Ergebnis führt. Und hier ist besonders die probatorische und diagnostische Neuraltherapie sehr hilfreich.

Probatorische Therapie

Das degenerative Bandscheibenleiden führt nicht nur zu Schmerzen, weil ein Teil der geschädigten Bandscheibe in Richtung auf eine Nervenwurzel vorgefallen ist. Durch diesen degenerativen Vorgang wird das gesamte Gefüge der Bewegungs-Segmente mit ihrem feinen Zusammenspiel gelockert. Wenn die Bänder der Wirbelsäule und die Wirbelgelenke überlastet sind, führt dies zu einer vermehrten Spannung der Rückenmuskulatur, die damit versucht, der Gefügelockerung entgegenzuwirken. In diesem Rückkopplungprozeß (Circulus vitiosus) werden die versorgenden Rückennerven gestört. Daraus resultiert das vielschichtige Problem des Vertebral-Syndroms, mit der Folge, daß eine deutliche Entlastungs- und Schonhaltung im unteren Wirbelsäulenbereich eintritt.

Vertebral-Syndrom

Es entwickelt sich eine gewisse Reihenfolge: Zunächst treten mehr oder minder starke Schmerzen auf. Später sind die Nervenstränge so stark beeinträchtigt, daß es zu Sensibilitätsstörungen und schließlich zu Lähmungssymptomen kommt. In bestimmten Hautgebieten ist die Empfindlichkeit für Schmerz und Berührung herabgesetzt oder erhöht. Der Arzt versucht deshalb, den Ort der Entstehung dieser Beschwerden dadurch zu finden, daß er die entsprechenden Nervenstränge und Muskeln auf ihre Funktionsfähigkeit überprüft. Dies geschieht bei der körperlichen Untersuchung, in besonderen Krankheitsfällen aber auch mit zusätzlichen medizinisch-technischen Geräten.

! Wenn zu den Kreuzschmerzen auch Störungen der Harnblasen- und Darmfunktion hinzukommen, müssen die Muskelreflexe am After und am Blasenschließmuskel geprüft werden. Es kann passieren, daß der Kranke »undicht wird«, die Füllung des Dickdarms oder der Harnblase nicht mehr empfindet. Man spricht dann von Darm- und/oder Harnblaseninkontinenz.

## *Der Kreuzschmerz der Frau*

Früher hörte man nicht selten die Meinung, Kreuzschmerzen seien etwas typisch Weibliches. Heute leiden jedoch Männer wesentlich häufiger an Kreuzschmerzen als Frauen. Die Kreuzschmerzen der Frau haben in der überwiegenden Mehrzahl der Fälle genauso ihren Ursprung in Bandscheibenschädigungen wie diejenigen des Mannes. Immer wieder ist zu betonen, daß es sich hier vor allem um die unterste Zwischenwirbelscheibe der Lendenwirbelsäule und um die Übergangsscheibe zum Kreuzbein handelt.

»Männersache« Kreuzschmerz

Dagegen spielen nach den heutigen Erkenntnissen Lageveränderungen der Gebärmutter und andere Frauenkrankheiten nicht mehr diese Rolle, wenn von Kreuzschmerzen der Frau die Rede ist. Wenn allerdings die Gebärmutter absinkt und die Scheide vorfällt, wird der gesamte Bandapparat, an dem diese Eingeweide gewissermaßen aufgehängt sind, gezerrt und gezogen. Das führt reflektorisch zu Rückenschmerzen, besonders dann, wenn daraus eine Fehlhaltung der Wirbelsäule resultiert und der Bandscheibenapparat beeinträchtigt wird. Nur in solch einem Fall kann das Einlegen eines Pessars mit Anheben oder Hochschieben der Scheide oder gar allein eine Operation helfen. Der Anteil gynäkologischer Ursachen an den Kreuzschmerzen der Frau ist gering.

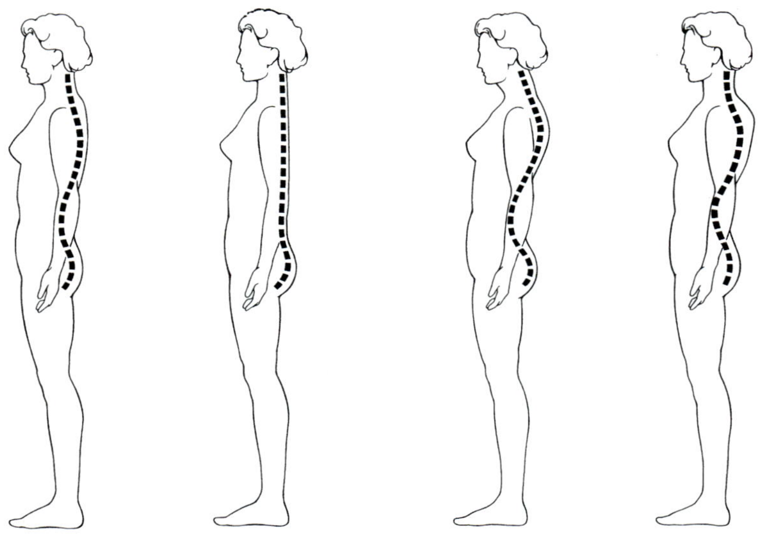


*Normale und abweichende Körperhaltungen können Kreuzschmerzen verursachen*

Auch wenn Kreuzschmerzen während der Schwangerschaft auftreten, sind sie nicht vornehmlich auf die inneren Geschlechtsorgane der Frau zurückzuführen, sondern vor allem auf den gelockerten Bandapparat, der das Knochensystem untereinander verbindet. Er wird im Bereich der Kreuz- und Lendengegend besonders beansprucht. In der letzten Phase der Schwangerschaft, wenn das noch Ungeborene ins kleine Becken eintritt, verlagert sich die ganze Statik und wölbt den Bauch der Schwangeren stark vor. Diese Vorderlastigkeit führt zu einer Hohlkreuzbildung der Lendenwirbelsäule und zur Beckenkippung. Nicht nur die Schwangerschaft, sondern auch andere hormonelle Verschiebungen im weiblichen Körper, wie Verhütungspillen usw., rufen Gewebelockerungen hervor.

**Statik bei fortgeschrittener Schwangerschaft**

! Diese wenigen Zeilen machen abermals deutlich, wie vielschichtig das Problem Kreuzschmerz ist und daß sich zahlreiche medizinische Fachbereiche damit befassen müssen, um das Gesamtbild Rückenschmerz richtig zu bewerten.

## Ischias

Auf vielen Überweisungen an den orthopädischen Facharzt steht die Diagnose »Ischias«. Dieser Begriff ist noch nicht einmal eine Diagnose, sondern eine sehr populäre Bezeichnung für ein Leiden, das so alt ist wie die Menschheit, nämlich für den Kreuzschmerz allgemein. Es wäre deshalb besser, den Begriff Ischialgie zu verwenden, d.h. Schmerzen im Versorgungsbereich des Nervus ischiadicus, der aus den untersten Partien der Lendenwirbelsäule entspringt und den Großteil des gesamten Beins mit Nerven für Empfindung und Bewegung versorgt. »Ischias« kann man als ein Symptom bezeichnen, das den Schmerz im Bereich des Nervus ischiadicus beschreibt. Wegen der Vielfältigkeit der Ursachen und Erscheinungsbilder ist es besser, vom Ischias-Syndrom zu sprechen. Im »Roche Lexikon Medizin« findet man eine tabellarische Aufgliederung verschiedenster Ursachen des Ischias-Syndroms bis hin zu Vergiftungen mit Blei oder Thallium.

**Terminus Ischias-Syndrom**

Der Ischiasnerv ist der größte Nerv des Körpers überhaupt. Er entsteht aus allen Anteilen des Plexus sacralis, einem dicken Nervenbündel, das aus mehreren unteren Wirbellöchern zwischen 4. und 5. Lendenwirbelkörper sowie 1. und 2. Kreuzbeinwirbelkörper hervortritt. Der Nerv verläßt nach hinten die Beckenhöhle und liegt zwischen der Muskulatur der Gesäßhälften an der Hinterseite des Beins. Dort verläuft er über die Kniekehle, wo er sich in mehrere Nervenäste aufteilt, die sich über den Unterschenkel und Fuß ausbreiten.

**Aus dem rheumatischen Formenkreis**

Auch die Ischias-Krankheit gehört zum sog. rheumatischen Formenkreis, in dem entzündliche, degenerative Krankheiten und Stoffwechselstörungen relativ grob schematisch zusammengefaßt sind. Die Ischiaserkrankungen können zum Ausfall von Muskeln, von Reflexen und zu Gefühlsstörungen führen. Nur ein ganz geringer Teil der Ischiaserkrankungen kann auf eine Reizung des Ischiasnerven selbst zurückgeführt werden. Der weitaus größere Anteil der sog. Ischias-Neuralgie oder des Ischias-Syndroms wird vielmehr durch eine Störung im Wurzelbereich des Ischiasnervs an der unteren Lendenwirbelsäule verursacht. Heute gewinnen andere Faktoren für die Entstehungsgeschichte des Ischias-Syndroms zunehmende Bedeutung. Woran man bei der Ischialgie denken muß, zeigt die eben erwähnte tabellarische Zusammenstellung.

Wie bereits mehrfach festgestellt, finden sich Abnutzungserscheinungen besonders derjenigen Bandscheibe, die zwischen dem 5. Lendenwirbel- und dem 1. Kreuzbeinwirbelkörper liegt, am zweithäufig-

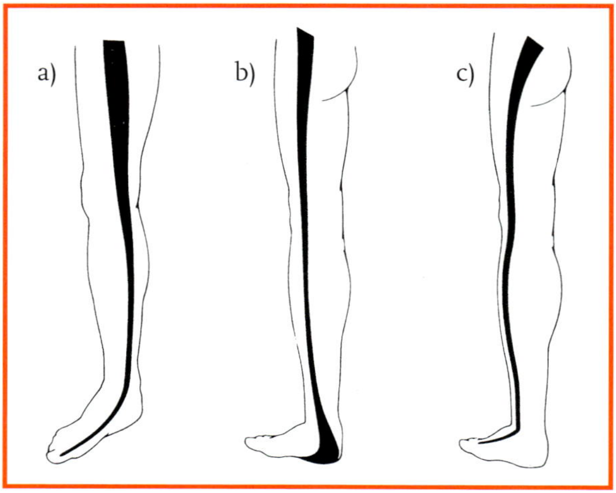


*Ischiasschmerzen, Art der Ausstrahlung:*
*a) innere vordere Beinseite,*
*b) und c) im hinteren Teil der Beine*

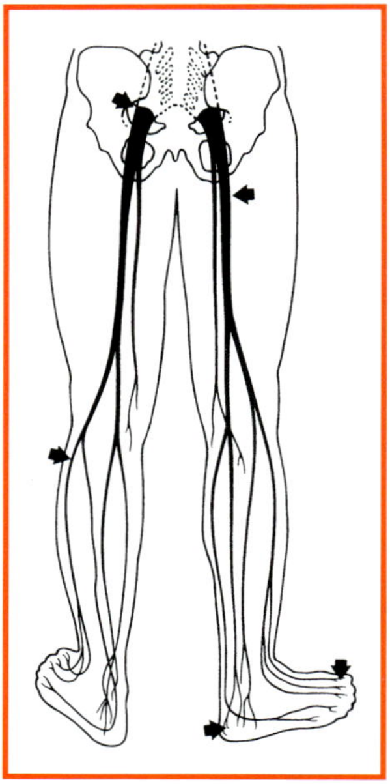

*Verlauf der Ischiasnerven mit den typischen Schmerzpunkten*

sten an der Lendenbandscheibe zwischen dem 4. und 5. Lendenwirbelkörper. Meistens ist nur eine Nervenwurzel durch vorfallendes Bandscheibengewebe betroffen; manchmal können aber auch mehrere Lendenwirbelsäulensegmente beteiligt sein.

Neben der ausführlichen Befragung des Betroffenen stellt der untersuchende Arzt Störungen der Gefühls- und Muskelnerven fest. Außerdem findet man typische Schmerzpunkte im Verlauf des Hauptastes des Nervus ischiadicus und seiner Verzweigungen, besonders am Gesäß, Unterschenkel und Fuß.

**Typische Schmerzpunkte**

**Reflexprüfungen**

Auch dem Laien sind die Muskelreflexe am Kniegelenk und an der Achillesferse bekannt.

- Am Kniegelenk wird der Kniescheibenreflex (*Patellarsehnenreflex*) ausgelöst. Mit dem Reflexhämmerchen beklopft man den Bereich unterhalb der Kniescheibe (Ligamentum patellae). Dadurch wird das Bein im Kniegelenk ruckartig nach vorn gestreckt (Quadrizepsmuskel des Oberschenkels).
- Der Reflex an der Achillesferse (*Achillessehnenreflex*) wird durch Beklopfen der Achillessehne oberhalb des Fersenknochens geprüft. Dadurch zieht sich der starke hintere Wadenmuskel, auch Drillingsmus-

kel (Musculus triceps surae) genannt, kräftig zusammen und beugt den vorderen Fußabschnitt nach unten.

Der Kniescheibenreflex versagt, wenn die Lendenwirbelsäulensegmente L3/L4 betroffen sind. Der Achillessehnenreflex wird abgeschwächt oder verschwindet, wenn das Segment S1 geschädigt wurde.

Der LWS-Bandscheibenschaden ist mit eine der Hauptursache, daß es zu Ischiasbeschwerden kommt. Klärung der Diagnose und Ursachenforschung sind vordringliche Aufgaben des untersuchenden Arztes. So können in der Schwangerschaft, besonders im zweiten Teil, wenn die Gebärmutter stärker ins kleine Becken abgesunken ist, Ischiasbeschwerden auftreten. Durch mechanischen Druck auf die Nerven im kleinen Becken und wegen der hormonell bedingten Auflockerung des gesamten bindegewebigen Halteapparats der Knochen des Beckengürtels entstehen Schmerzen.

Wenn Zuckerkranke und Alkoholiker über Ischiasbeschwerden klagen, handelt es sich nicht um eine Neuropathie, sondern immer um eine Neuritis, eine Entzündungsreaktion des Gewebes des Nervus ischiadicus. Auch bestimmte Vitaminmangelzustände wie Beriberi, eine Vitamin-B-Mangelerkrankung, können Neuritissymptome auslösen. Möglicherweise ist auch die Alkohol-Neuritis Ausdruck eines Vitamin-B-Defizits. Zumindest muß man an derartige Ursachen dann denken, wenn das Ischias-Syndrom doppelseitig auftritt. Dies ist bei degenerativen Bandscheibenleiden eher selten.

**Pseudoradikuläre Beschwerden**

Es würde den Rahmen dieses Ratgebers sprengen, noch weitere Erkrankungen des Ischiasnervs zu beschreiben, die nichts mit der Bandscheibe und den Wirbelkörpern zu tun haben. Natürlich können auch Affektionen des Beckengürtels, des Hüftgelenkes oder Gefäßerkrankungen im Becken- und Beinbereich, aber auch Entzündungsprozesse, Abszesse oder Tumoren in ihrer Folge zu ischiasähnlichen, sprich pseudoradikulären (nicht zu verwechseln mit »radikal«!) Beschwerden führen. In diesem Zusammenhang sei deshalb nochmals auf die Tabellen über mögliche Ursachen von Rückenschmerzen und über die Ursachen des Ischias-Syndroms verwiesen. Nur wenn einwandfrei feststeht, daß eine Nervenwurzel durch Wirbelsäulenschäden gereizt wird, darf man von einer (echten) radikulären Ursache sprechen.

**!** Dem untersuchenden und behandelnden Arzt obliegt es, jede Störung im Bereich des Ischiasnervs zunächst als Symptom zu betrachten, sie erst nach genauer Krankheitsursachenerforschung zu bewerten und danach die Behandlung einzuleiten und auszurichten. Trotzdem wird es immer wieder Schwierigkeiten geben, genaue Diagnosen zu stellen, so daß man sich auf eine probatorische Therapie einlassen muß.

## Beschwerden durch die lumbo-sakralen Übergangswirbel

Der Übergang von der Lendenwirbelsäule zum Kreuzbeinabschnitt ist eine ganz besonders empfindliche Körperzone. Entwicklungsgeschichtlich ist diese Körperpartie noch nicht »zur Ruhe gekommen«. Zahlreiche Varianten und Fehlbildungen in diesem Bereich sind häufig die Ursache von Störungen.

Als Übergangswirbel bezeichnet man Wirbelkörper, die an den Grenzen der einzelnen Wirbelsäulenabschnitte, vornehmlich im untersten Wirbelsäulenbereich, sog. Übergangscharakter besitzen. Bei rund 20% aller Menschen lassen sich Übergangswirbel, entweder im Sinne der Sakralisation oder im Sinne der Lumbalisation, finden. Meist handelt es sich um eine teilweise Sakralisation oder teilweise Lumbalisation.

Klinisch besonders wichtig sind die ausgeprägten Übergangswirbel mit gelenkiger oder pseudogelenkiger Verbindung der verbreiterten Querfortsätze der Wirbelkörper (einseitig oder beidseitig). Auch gehen mit den Fehlbildungen der Querfortsätze Verformungen der Wirbelkörper, der Bandscheiben und der Wirbelgelenke einher. Oft sind die breiten Querfortsätze der Wirbelkörper seitlich höher, so daß eine Seitverbiegung der Wirbelsäule (Skoliose) oder ein Drehgleiten einzelner Wirbelkörper entsteht. Im Französischen wird die zutreffende Bezeichnung Sacralisation douloureuse (schmerzhafte Sakralisation) verwendet.

**Sacralisation douloureuse**

1. *Übergangswirbel mit Sakralisation:* Als eine besondere angeborene Fehlbildung (Anomalie) soll die sog. Sakralisation beschrieben werden. Es handelt sich um eine knöcherne Verschmelzung des 5. Lendenwirbelkörpers mit dem 1. Kreuzbeinkörper. Im Röntgenbild erscheint dieser Wirbelsäulenabschnitt, als ob es nur vier Lendenwirbelkörper gäbe. Diese Anomalie führt häufig zu Neuralgien in der Kreuzbeingegend.

2. *Übergangswirbel mit Lumbalisation:* Umgekehrt findet man bei der Lumbalisation den 1. Kreuzbeinwirbel ganz oder teilweise wie einen freien Lendenwirbelkörper geformt. Man spricht von einem Über-

gangswirbel mit Lumbalisation. Im Röntgenbild sieht dies so aus, als ob ein 6. Lendenwirbelkörper vorhanden sei. Die Verschmelzung des 1. Kreuzbeinwirbelkörpers mit den übrigen Kreuzbeinwirbelkörpern ist ausgeblieben. Es besteht eine unvollständige bzw. vollständige Angleichung eines Wirbelkörpers zum nächsten Wirbelsäulenabschnitt. Die Lumbalisation des obersten Kreuzbeinwirbelkörpers ist statisch-dynamisch ungünstig.

! Es kann jede nur mögliche Kombination von angeborenen Veränderungen im unteren Wirbelsäulenbereich auftreten. Bei dieser Krankheit kommt man ohne eine Röntgenuntersuchung der Wirbelsäule nicht aus. Erst dann läßt sich feststellen, ob eine Sakralisation vorhanden ist, bei der der unterste Lendenwirbelkörper völlig in das Kreuzbeinmassiv einbezogen wird.

Der durch den lumbosakralen Übergangswirbel hervorgerufene Schmerz hat eine sehr komplexe Ursache. Schmerzauslöser sind die ungünstig veränderte Wirbelsäulenstatik und Bandscheibendegenerationen bis hin zu Bandscheibenvorfällen. Zusätzlich spielen Muskelverspannungen und Reizzustände in den Pseudogelenken zwischen den vergröberten Querfortsätzen und dem Becken sowie andere auslösende Faktoren eine Rolle. Das einzelne Schmerzbild läßt sich deshalb oft nur schwer erklären. Neben allgemeinen Kreuzschmerzen können typische Ischiasbeschwerden auftreten.

Wenn hier alle konservativen Behandlungsversuche versagen, hilft nur noch die Operation dieses Bereichs. Dabei werden das sog. Pseudogelenk, aber auch größere Teile des mißratenen Querfortsatzes chirurgisch entfernt. Leider kommt es häufig zu Rezidiven des Beschwerdekomplexes, d.h. auch wenn nach einer Operation Beschwerdefreiheit eintritt, wird nach relativ kurzer Zeit erneut über starke Schmerzen geklagt. Aus diesem Grund wird häufig eine Versteifungsoperation im lumbosakralen Bereich durchgeführt: Das Gebiet des Übergangswirbels wird knöchern fest überbrückt. Dies ist besonders deshalb erforderlich, weil auf Dauer gesehen Bandagen, Gipskorsette etc. nichts auszurichten vermögen, sondern im Gegenteil das abgestützte und ruhiggestellte Körpergebiet eher noch schwächen als stärken.

## Bandscheibenerkrankungen und Iliosakral-Syndrom

Das Iliosakral-Syndrom entsteht durch eine Störung, Reizung oder Blockierung der Gelenke zwischen den Knochen des Kreuzbeins und des Beckens, genauer gesagt des Darmbeins. Das Kreuzbein heißt lateinisch Os sacrum (Sakralknochen) und das Darmbein Os ilium (Darmknochen). Störungen der Iliosakralgelenke spielen in der orthopädischen Behandlung eine große Rolle. Auch sie können durch degenerative Bandscheibenerkrankungen ausgelöst werden. Beidseits des Kreuzbeinknochens treten Schmerzen auf, meist im Sitzen und Liegen, nur selten im Stehen, die auch untypisch ausstrahlen. Bei der Untersuchung betastet und beklopft man diese Gelenkgegend. Auch durch eine Überstreckung des Körpers kann man Schmerzen auslösen.

**Os sacrum, Os ilium**

**!** Die Iliosakralgelenke standen vor der »Bandscheiben-Ära« wesentlich mehr im Mittelpunkt der Betrachtungen der Kreuzschmerzen als heute. Das Iliosakral-Syndrom im eigentlichen Sinn wurde durch die Häufung und Problematik des Bandscheibenvorfalls in den Hintergrund gedrängt. Der Neuraltherapeut kennt dieses empfindliche Gebiet, wo entsprechende Einspritzungen die Beschwerden manchmal schlagartig beseitigen.

**Arthrotisch veränderte Gelenke**

Bei krankhaften Veränderungen im iliosakralen Bereich, nicht zuletzt auch durch typische arthrotische Gelenkveränderungen, wird die Beweglichkeit schmerzhaft eingeschränkt. Oft ist die Ursache auch in anderen statischen Störungen und Fehlbelastungen zu sehen. Nicht zuletzt soll an die Schwangerschaft erinnert werden, weil die besonderen hormonellen Veränderungen zusätzliche Gefügelockerungen und Beschwerden verursachen. Patienten mit eingeschränkter Beweglichkeit in beiden Hüftgelenken versuchen Ausweichbewegungen in den Iliosakralgelenken, um die verringerte Hüftgelenkbeweglichkeit zu kompensieren. In ähnlicher Weise erzwingen auch Versteifungsoperationen an den Hüftgelenken Bewegungsänderungen.

**Ausweichbewegungen**

**Beckenschiefstand**

Der Beckenschiefstand oder Kreuzbeinschiefstand ist besonders dann leicht zu erkennen, wenn unterschiedliche Beinlängen gemessen werden. Der Schiefstand überlastet die Iliosakralgelenke. Ähnliche Überlastungsbeschwerden sieht man bei Hohlkreuz, Wirbelsäulenverbiegungen im Sinne von Skoliosen und bei Übergangswirbeln. Dann tritt die Beschwerdesymptomatik vorwiegend in demjenigen Iliosakralgelenk auf, das bei der Beckenschiefstellung tiefer steht.

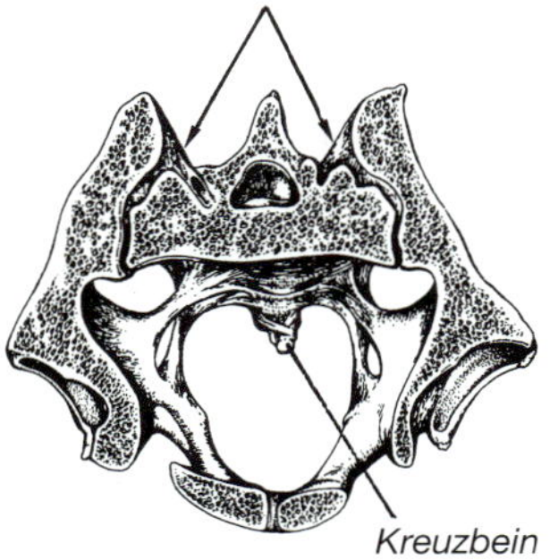


*Längsschnitt durch das Becken mit den Iliosakralgelenken*

**!** Wenn es sich jedoch bei den Iliosakralschmerzen um einen Bandscheibenschaden handelt, sind es Ausstrahlungen in diesen Bereich. In solch einem Fall ist nicht nur die Iliosakralgegend druckschmerzhaft, sondern fast immer auch der Bereich der lumbosakralen Bandscheiben. Es finden sich im Röntgenbild an der Lendenwirbelsäule entsprechende krankhafte Veränderungen.

**Morgens am schlimmsten**

Wie schon erwähnt, nehmen die Schmerzen in der Iliosakralgegend hauptsächlich dann zu, wenn man länger liegt oder sitzt. Das Iliosakral-Syndrom duldet keinen Morgenmuffel, da meist nach dem nächtlichen Liegen die Schmerzen frühmorgens am größten sind. Man versucht, sobald wie möglich aufzustehen; denn die Schmerzen lassen im Tagesverlauf, besonders wenn man viel geht, deutlich nach. Die Schmerzen können in die Leistengegend, auf die Oberschenkel, manchmal bis zur Wade ausstrahlen. Dann muß man auch an ganz andere Krankheitserscheinungen, wie z.B. an einen versteckten Leistenbruch oder einen Muskelriß am Oberschenkel bzw. an der Wade, denken.

Im akuten Stadium des Iliosakral-Syndroms bestehen schmerzhafte Bewegungseinschränkungen. Hat sich das Krankheitsbild chronifiziert, lassen die kräftigen Schmerzen mit der Zeit nach. Es sei hier schon betont, daß eine Manualbehandlung sowie die Neuraltherapie mit Injektionen in die schmerzhaften Gelenkpartien oder die chinesische Nadel-Akupunktur gute Dienste leisten.

## Das Cauda-Syndrom

»Pferdeschwanz« (Cauda equina) wird das Nervenfaserbündel genannt, das aus den unteren Segmenten der Lenden-, Kreuzbein- und Steißbeinwirbelsäule heraustritt. Man muß sich diese anatomische Besonderheit folgendermaßen vorstellen: Das Rückenmark endet im Rückenmarkskanal der Wirbelsäule, die man als Hohlgliederkette bezeichnen kann, etwa in Höhe des 12. Brustwirbel- bis 2. Lendenwirbelkörpers. Hier bildet das Rückenmark eine Zuspitzung, Konus genannt (griechisch Konos = Kegel). Aus diesem Kegel treten die untersten Nervenwurzelfasern aus, werden zum »Pferdeschwanz« gebündelt und ziehen schräg abwärts durch die Zwischenwirbellöcher der unteren Wirbelkörper von Lenden-, Kreuzbein- und Steißbeinwirbelsäule.

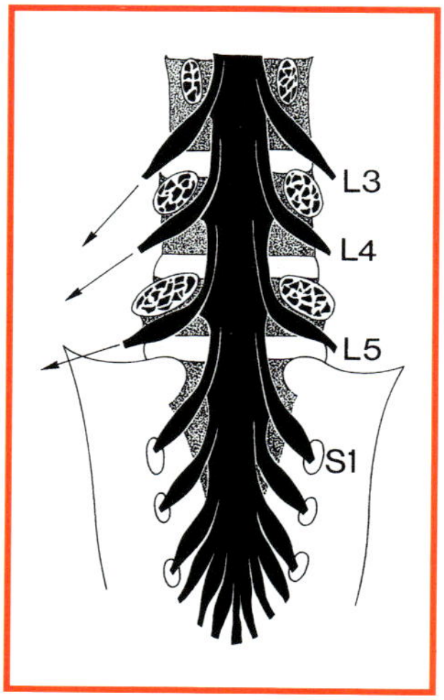


***Cauda equina (deutsch: Pferdeschwanz) wird das Nervenfaserbündel genannt, das aus den unteren drei Lendenwurzeln und allen Kreuzbein- und Steißbeinwurzeln gebildet wird***

Störungen in diesem Bereich durch einen großen, vorspringenden Bandscheibenvorfall, auch durch Gewächse oder knöcherne Einengungen rufen Schmerzen, Empfindungsstörungen, im Extremfall auch schlaffe Lähmungen im Bereich der Bein-, Blasen- und Mastdarmmuskulatur hervor. Mit dem eigentlichen Ischias-Syndrom hat dies nichts mehr zu tun. Die Beschwerden treten meist beidseitig auf.

**»Reithosenanästhesie«**

Die typische Ausbreitung der Empfindungsstörung wird auch als »Reithosenanästhesie« bezeichnet. Damit soll ausgedrückt werden, daß in dem Bereich Empfindungslosigkeit entstanden ist, wo sonst die Ledereinsätze bei den Reithosen zu finden sind: an den Innenseiten beider Oberschenkel. Im Frühstadium einer solchen Erkrankung können unbestimmte Empfindungsstörungen und fehlende Muskelreflexe oder eine Schwächung der Wadenmuskulatur festgestellt werden. Erst bei massivem Auftreten kommt es zu Lähmungen auch der Blasen- und Mastdarmmuskulatur. Potenzstörungen sind dann nicht selten. Schließlich sollte man nicht vergessen, daß das Cauda-Syndrom nach Unfällen auftreten kann, wenn in dem beschriebenen Wirbelsäulenbereich Wirbelkörperbrüche den Wirbelkanal einengen.

! Sofern in diesem Bereich Nervenstränge gequetscht werden, treten akute Beschwerden auf, und die sofortige Entlastungsoperation ist erforderlich. Schon nach wenigen Stunden werden die gequetschten Nervenfasern irreparabel geschädigt, so daß sie ihre Funktion vollständig verlieren. Nicht umsonst gilt das alte Sprichwort: »Über einem Cauda-Syndrom soll die Sonne nicht untergehen!« Das bedeutet, daß im akuten Zustand innerhalb von 24 Stunden die Entlastungsoperation durchgeführt werden muß. Später gibt es kaum noch Chancen für die Wiederherstellung der Nervenfunktion. Ziel des operativen Eingriffs ist, den Hohlkanal in diesem Gebiet so weit freizuräumen und zu stabilisieren, daß die Nervenstränge entlastet (dekomprimiert) werden.

## Myelographie

In einem ganz anderen Zusammenhang sei dieses Gebiet der Cauda noch erwähnt: Bereits 1899 führte der damals in Kiel lebende Chirurg *Prof. Dr. A.K.G. Bier* (1861 – 1949) die Rückenmarkanästhesie, auch Spinal- oder Lumbalanästhesie genannt, als mögliche Betäubungsmethode für den unteren Körperbereich einschließlich der beiden Beine ein. Dabei wird durch die Rückenhaut ein Betäubungsmittel in den Rückenmarksack eingespritzt. Dies ist im untersten Wirbelsäulenabschnitt möglich, weil hier kein Rückenmarkgewebe (mehr) besteht, sondern nur die Nervenstränge der Cauda equina verlaufen. Bei richtiger Einspritzungstechnik weichen sie der eingeführten Nadel etwas aus. Während man anfangs Kokain verwendete, lernte man, die Gefahren durch neue, weniger gefährliche Betäubungsstoffe besser zu beherrschen. Mit Einführung der Röntgentechnik und von Röntgenkontrastmitteln nutzte man diese Einspritzmethode, um krankhafte Prozesse im Bereich des Wirbelkanals darzustellen und genau zu lokalisieren (Myelographie).

**Lumbalanästhesie**

**Röntgenkontrastmittel**

# Allgemeine Wirbelsäulenerkrankungen

## Spondylolisthesis (Wirbelgleiten)

Diese aus dem Griechischen stammende Bezeichnung setzt sich aus Spondylos (Wirbel) und Olisthesis (Ausgleiten, Absturz) zusammen. Der deutsche Begriff Wirbelgleiten ist durchaus wörtlich zu nehmen. Er beschreibt das Abgleiten eines Wirbelkörpers nach vorn, also bauchwärts, über den darunterliegenden Wirbelkörper hinweg. Meist findet dieser Prozeß zwischen dem 4. und 5. Lendenwirbelkörper statt.

Voraussetzung dafür sind Spaltbildungen im knöchernen Wirbelbogen (Spondylolyse), die angeboren oder erworben sein können. Dabei ist der Wirbelbogen, der das Rückenmark umschließt, nach hinten an verschiedenen Stellen unvollständig ausgebildet. Zusätzlich treten bindegewebige Lockerungen auf. Die Diagnose läßt sich nur durch gezielte Röntgenaufnahmen stellen. Meist handelt es sich um eine sog. Pseudo-Spondylolisthesis, d.h. eine scheinbare Verschiebung, die bewegungsunabhängig fixiert ist. Die daraus resultierende Einengung des Wirbelkanals oder der Intervertebrallöcher führt zu Kompressionssymptomen des Rückenmarks bzw. der entsprechenden Nervenwurzeln. Die seitliche Röntgenaufnahme der Wirbelsäule zeigt an den Hinterkanten der Wirbelkörper eine Stufenbildung. Den Wirbelbogenspalt sieht man auf der röntgenologischen Schrägaufnahme. Häufig werden solche Erscheinungen als Zufallsbefunde während einer Röntgenuntersuchung aus anderen Gründen entdeckt.

**Aufklären oder nicht?**

Solche zufälligen Entdeckungen erfordern dann keine Therapie, wenn Beschwerdefreiheit besteht. Zahlreiche Menschen laufen lebenslang mit einer Spondylolisthesis herum, ohne daß sie davon etwas wissen, geschweige denn merken. Es ist die Frage, ob man den Betroffenen den Röntgenbefund erläutern soll oder nicht. Übergroße Belastungen der unteren Rückenpartie, wie schweres Heben, Tragen oder Leistungssport, könnten allerdings dazu führen, daß aus dem harmlosen Befund der Spondylolisthesis plötzlich eine Erkrankung mit Rückenschmerzen wird. Es empfiehlt sich deshalb, die Patienten ohne Panikmache doch aufzuklären.

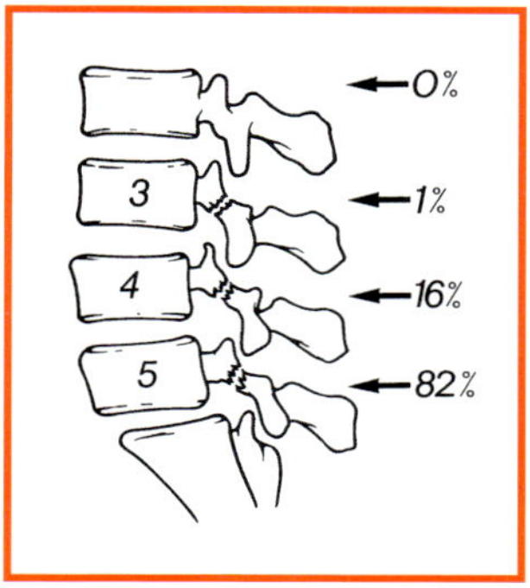


*Das Wirbelgleiten (Spondylolisthesis) betrifft den dritten, vierten und fünften Lendenwirbel, am häufigsten (zu 82%) den fünften*

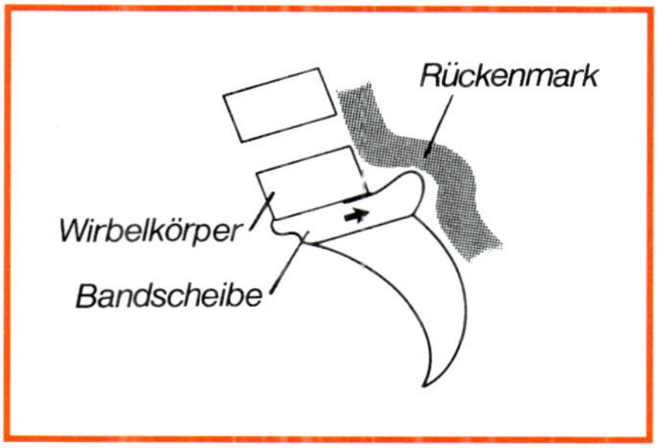


*Mit zunehmendem Gleitvorgang wird die Vorwölbung der Zwischenwirbelscheibe verstärkt*

Schmerzen und Lähmungsanzeichen treten auf, wenn die Verschiebungen so hochgradig werden, daß sie nach hinten in den Rückenmarkskanal oder auf die Nervenwurzeln der Cauda equina drücken. Je nach Lage entstehen einseitige oder beidseitige Störungen. Die unbestimmten, meist ständig vorhandenen Kreuzschmerzen sind vornehmlich statisch bedingt und ursächlich auf die Gefügelockerung des Umgebungsgewebes, pauschal als Bindegewebe bezeichnet, zurückzuführen. Unter diesen Voraussetzungen ist die Operation des Wirbelgleitens die Ausnahme. Mit rein konservativen Maßnahmen lassen sich die Beschwerden überwiegend gut beheben.

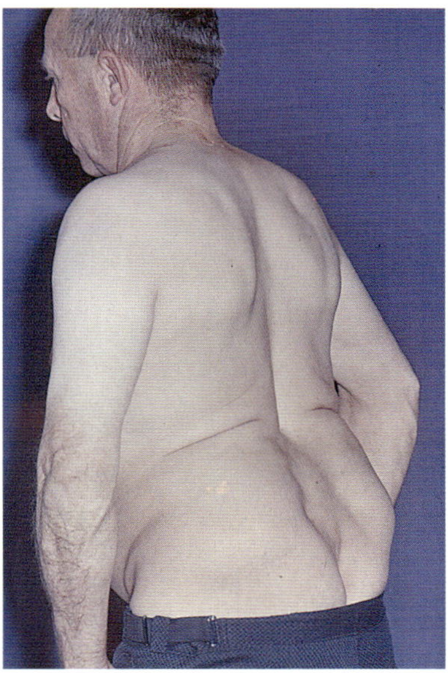

*Ein Patient mit Spondylolisthesis*

**Die Rückenmuskulatur kräftigen**

Kräftigung der Rückenmuskulatur ist eine der wichtigsten Voraussetzungen für jede konservative Behandlung von Rückenbeschwerden. Dagegen ist die Ruhigstellung mit Leibbinden oder Korsetts nach den neuesten Erkenntnissen weitgehend abzulehnen. Ruhigstellung heißt Schwund von Muskeln, Knochen und anderen Geweben. Offenbar bessert die Ruhigstellung den Zustand lediglich vorübergehend, weil die Schmerzen nachlassen. Doch es werden Muskeln und andere Gewebe abgebaut. Durch die allgemeine Schwächung nehmen die Schmerzen des Bewegungs- und Halteapparats also eher wieder zu als ab.

Deshalb muß immer bedacht werden, ob eine Operation tatsächlich durchgeführt werden soll. Hier muß wiederum an die Manualtherapie (Chiropraktik) und die Neuraltherapie (lokale Heilanästhesie) gedacht werden. Einrenken (Reposition) und vorübergehende Entspannung der verkrampften Haltemuskulatur des Rückens bringen oft günstigere Ergebnisse. Bereits vor Jahren konnten sehr gute Erfahrungen mit der Manualtherapie gemacht und bei rund 95% der Behandelten die Schmerzzustände fast völlig behoben werden.

**Reponieren**

### *Was geschieht bei der Operation des Wirbelgleitens?*

**Versteifung**

Wenn sich eine Operation nicht umgehen läßt, wird der gleitende Wirbelkörper versteift. Aus dem Beckenkammknochen entnimmt der Chirurg einen Knochenspan, der im entsprechenden WS-Bereich eingesetzt und mit dem Gleitwirbel fest verbunden wird. Dieser Knochenspan eignet sich zur sog. Osteoplastik besonders gut, weil er mengenmäßig aus dem größten Knochenreservoir mit der biologisch besten osteogenetischen Potenz stammt. Osteogenese, also Knochenbildung, ist die Voraussetzung, um eine derartige Versteifung zu erreichen. Osteosynthesen mit Einschrauben von versteifenden Metallplatten aus gut verträglichem Material sind weitere Möglichkeiten, um ausgeprägtes Wirbelgleiten zu stoppen.

## Bechterewsche Erkrankung (Spondylitis ankylosans)

Diese Krankheit trägt auch die Bezeichnung Morbus Bechterew-v. Strümpell-Marie oder Spondylitis ankylopoetica. *W. M. Bechterew* (1857 – 1927) war russischer Neuropathologe, Psychiater und Psychologe. Schon früh versuchte er, die Forschung auf dem Gebiet der Anatomie und Physiologie des Nervensystems und angrenzender Bereiche, eben auch der Wirbelsäule, voranzutreiben. *A. G. v. Strümpell* (1853 bis 1925) war Internist und Neurologe in Deutschland. Der französische

Neurologe *P. Marie* (1853 – 1940) arbeitete in Paris. Es waren also gar nicht die Orthopäden oder Chirurgen, die diese Wirbelsäulenveränderungen beschrieben, sondern Neurologen.

Wie die Krankheitsbezeichnung Spondylitis ankylosans mit der Endung -itis zum Ausdruck bringt, handelt es sich um eine entzündliche Erkrankung aus dem chronisch entzündlich-rheumatischen Formenkreis mit Lokalisation am Achsenskelett. Insbesondere sind die gelenkartigen Verbindungen der Wirbelsegmente, Iliosakralgelenke, Schambeinfugen und kleine Wirbelkörpergelenke betroffen. Ebenso kann sich diese Erkrankung an den Extremitätengelenken und Sehnenansätzen bemerkbar machen, wo sie natürlich nicht mehr als Spondylitis bezeichnet wird.

**Entzündliche Erkrankung**

Wenn auch häufig die eigentliche Ursache dieser Erkrankung nicht auszumachen ist, findet man sie als Begleiterscheinung bei chronisch entzündlichen Darmerkrankungen, Schuppenflechte und anderen entzündlichen Affektionen. Es handelt sich um eine Entzündung der Gelenkkapselinnenhäute (Synovitis) mit Fibrosierung und Versteifung des Gewebes. Am Bandapparat der Wirbelsäule folgen Schrumpfungen und Verknöcherungen. Auch innere Organe, selbst das Auge oder das Herz können betroffen sein.

**Innere Organe betroffen**

Die Erkrankung tritt bei Männern wesentlich häufiger auf als bei Frauen. Es besteht hier ein Verhältnis von 9:1. Rund 90% der Erkrankten sind also Männer, meist zwischen dem 15. und 30. Lebensjahr. Häufig kommt der Bechterew-Patient erst drei bis vier Jahre nach Beginn der Erkrankung zur Behandlung, weil man die Diagnose nicht eher stellen konnte. Heute werden neben typischen Röntgenveränderungen auch in der Frühform des Leidens Blutuntersuchungen durchgeführt, in denen sich trotz negativer Rheumafaktoren in 90% der Fälle ein besonderer Eiweißkörper, das HLA-B 27 (human leucocyte antigen), nachweisen läßt. Im Frühstadium kann die Blutkörperchen-Senkungsgeschwindigkeit stark erhöht sein. Dies allein beweist aber nicht die Bechterewsche Erkrankung, sondern eben nur, daß hier eine starke Entzündungsgsreaktion vorhanden sein muß.

**HLA-B 27**

Die Frühdiagnose des Morbus Bechterew erfolgt anhand der Röntgenuntersuchung der Iliosakralgelenke. Im Frühstadium findet man hier verschwommene Konturen, die in Schichtaufnahmen flächenhaft verwischt erscheinen. Schon der französische Röntgenologe *J.H. Forestier* (geb.1890) stellte fest: »Der Schlüssel zur Diagnose des Bechterew ist die röntgenologische Untersuchung der Iliosakralgelenke.« Wenn im Röntgenbild die Wirbelsäule als »Bambusstab« gesehen wird, häufig mit typischer Verbiegung nach

**»Bambusstab«**

vorn, handelt es sich immer um das Endstadium dieser Erkrankung. Denn durch die rheumatische Entzündungsreaktion entstehen Veränderungen mit Sklerosierung und Verknöcherung des gesamten Wirbelsäulenapparats. Eine Therapie in diesem Krankheitsabschnitt kann nur noch »mildern«, die anatomisch-pathologischen Veränderungen aber nicht mehr zurückbilden.

Schleichender Beginn

Da das Leiden meist schleichend beginnt, wird die günstigste Behandlungsphase zu Anfang der Erkrankung häufig verpaßt. Die ersten Krankheitserscheinungen bestehen in unklaren Rückenschmerzen, die besonders nachts auftreten und tagsüber wieder verschwinden.

! Wenn neben labortechnischen Auffälligkeiten Alarmzeichen, vor allem an den Iliosakralgelenken, erste röntgenologische Alterationen gesehen werden und Knochenwucherungen (Periostosen) in den Gelenkbereichen von Brustbein und Sitzbein, an den großen und kleinen Rollhügeln der Oberschenkelknochen, den Schienbeinhöckern und den Fersenbeinen auftreten, müssen die Alarmglocken läuten. Kommt es auch noch zu Augenentzündungen (Iritis), die oft zum Frühsymptom gehören, und findet man Symptome des sog. Reiter-Syndroms, dann muß die diagnostische Zielrichtung Morbus Bechterew heißen!

Klopfempfindlichkeit

Jetzt wird die Wirbelsäule immer stärker klopfempfindlich. Selbst leichteste Erschütterungen schmerzen. Wenn sich der Bechterew-Kranke auf die Zehenspitzen stellt und auf die Fersen zurückfallen läßt, empfindet er ebenfalls Schmerzen in der Wirbelsäule. Wie gesagt, steht und fällt die Diagnose mit Laboruntersuchungen und Röntgenaufnahmen, sobald knöcherne Veränderungen in bestimmten Bereichen nachgewiesen werden können.

Jeder, der an den beschriebenen Symptomen leidet (zu denen noch zahlreiche andere hinzukommen), sollte sich deshalb umgehend einem Fachorthopäden vorstellen. Je früher der Morbus Bechterew diagnostiziert wird, desto günstiger läßt sich der Krankheitsverlauf beeinflussen!

## Echter Gelenkrheumatismus

Beim »echten« Gelenkrheumatismus handelt es sich um eine chronische Entzündung der Gelenke, meist an zahlreichen Stellen. Dieser chronische Gelenkrheumatismus heißt korrekt primär chronische Polyarthritis. Sie kann natürlich auch die Wirbelsäule befallen, besonders den HWS-Bereich. Die aus Wirbelkörper und Zwischenbandscheibe bestehenden Wirbelsäulensegmente und die einzelnen Wirbelkörper selbst mit ihren kleinen Gelenken können von entzündlichem Rheumatismus befallen werden. Etwa 80% der Rheumatiker klagen über starke Beschwerden im Bereich der Halswirbelsäule. Insbesondere sind die oberen und mittleren Abschnitte betroffen, was wiederum das Röntgenbild zeigt.

**Primär chronische Polyarthritis**

Von eigentlicher Polyarthritis spricht man, wenn der Entzündungsprozeß gleichzeitig mindestens fünf Gelenke befallen hat. Im Gegensatz zur Arthrose (Gelenkverschleiß) werden hier Knochen und Knorpel durch Entzündungsvorgänge zerstört. Natürlich betrifft dies auch die Zwischenwirbelscheiben genauso wie die kleinen Wirbelgelenke. Ebenso sind die Boden- und Deckplatten der Wirbelkörper davon nicht ausgenommen.

Als Sekundärfolge dieser Entzündungen verändert sich die gesamte Wirbelsäulenstatik. Die Bandscheiben werden flacher, es kommt zu Nervenreizungen mit Myogelosen und schmerzhaften Bewegungseinschränkungen. Das ganze Wirbelsäulengefüge wird gelockert und verschoben. Die Wirbelkörper rutschen nach vorn. Häufig klagen Polyarthritiker mehr über die Schmerzen im Bereich der Halswirbelsäule als im Bereich anderer Gelenke, obwohl auch hier erhebliche deformierende Veränderungen entstehen.

**Deformierungen**

Beim echten Gelenkrheumatismus kommt es sekundär zu einem weiteren Problem: Die entzündliche Polyarthritis führt auch zur Knochenentkalkung (Osteoporose). Besonders an den Wirbelsäulenknochen kann man dies im Röntgenbild sehen. Als Ursache muß man zum einen die erhebliche, lange Zeit anhaltende Ruhigstellung, zumindest Schonhaltung und Schonbewegung des ganzen Körpers sehen, zum anderen aber auch die Behandlung, da die Beschwerden ohne den Einsatz von Corticoiden oder Cortison häufig unerträglich würden. Auch zahlreiche andere Medikamente spielen dabei eine große Rolle.

**Entkalkung der Knochen**

Wenn gar nichts mehr hilft, wird eine operative Teilversteifung der Halswirbelsäule in Erwägung gezogen. Dies bleibt jedoch die absolute Ausnahme. Immer gilt, daß nicht mit Gips oder Halskrawatte ruhiggestellt werden darf, sondern anderweitig Beschwerdemilderung erreicht werden muß, um die Beweglichkeit des Gelenkapparats zu erhalten oder wiederherzustellen. Früher wurden sogar Kurznarkosen angewendet, um im HWS-Bereich manuell zu mobilisieren. Davon ist man jedoch abgekommen; es gibt andere Möglichkeiten zu helfen.

**Teilversteifung**

## Osteoporose

Zu diesem Thema sei auf mein Buch »Osteoporose« (Kohlhammer Verlag) verwiesen. Die Knochengrundsubstanz, Voraussetzung für die Stabilität der Wirbelsäule, fängt bereits in frühen Jahren an zu schwinden.

Ab dem 40. – 45. Lebensjahr verlieren Frauen jährlich ca. 1% der Knochensubstanz. Dieser Prozeß hängt eng mit dem Nachlassen der hormonellen Funktion der Eierstöcke zusammen. Bei Männern beginnt der Prozeß später und ist bei weitem nicht so einschneidend wie bei Frauen. Allerdings wurde in den letzten Jahren festgestellt, daß auch die Osteoporose des Mannes zugenommen und sich in die jüngeren Jahre vorverlagert hat. Dies hängt mit der veränderten Lebensweise und Ernährung zusammen. Ab dem 60. Lebensjahr weisen in den Industrienationen rund 25% aller Frauen eine erkennbare Knochenschwundkrankheit auf.

Das bedeutet: Die Wirbelsäule wird instabil. Es besteht die Gefahr, daß Boden- oder Deckplatten einbrechen und sich die Wirbelkörper deformieren. Sekundär sind dann auch die Bandscheiben beteiligt. Primär gibt es keine Osteoporose an den Zwischenwirbelscheiben. Sie sind nach dem Prinzip von Knorpelgewebe aufgebaut und enthalten keinerlei Knochengewebe. Wenn der osteoporotisch veränderte Wirbelkörper, also das Knochengewebe, zusammengepreßt wird, entstehen sog. Kompressionsfrakturen, die sich röntgenologisch feststellen lassen.

**Kompressionsfrakturen**

**Rückenbuckel**

Durch das Zusammensintern von Wirbelkörpern wird die Wirbelsäule verkrüppelt; es kommt zum Rückenbuckel, die Körpergröße nimmt ab. Die daraus entstehenden Rückenschmerzen führen zu Bettlägrigkeit. Hier tritt wiederum jener Teufelskreis auf: Ruhe fördert die Entkalkung, Entkalkung fördert Schmerzen, Schmerzen zwingen zur Ruhe.

**Östrogen / Testosteron**

Bei der Frau wirkt Östrogen, beim Mann Testosteron mit am besten gegen Osteoporose. Das Für und Wider einer derartigen Behandlung, die letztlich lebenslang erfolgen soll, zumindest aber über fünf bis zehn Jahre, wird auch heute noch unterschiedlich bewertet. Nicht umsonst gibt es deshalb Ratschläge zu anderen Therapien. In letzter Zeit werden neue Präparate angeboten, deren Vor- und Nachteile ebenso wie die einfachsten Mittel (Calcium, Milch etc.) bedacht werden müssen. Unter sorgfältiger Beachtung aller gebotenen Vorsicht bremst die Hormonbehandlung den Knochenschwund sicherlich ab.

Die Östrogentherapie bei Frauen ist schon sehr alt. Die Maya-Frauen in Mexiko milderten mit bestimmten pflanzlichen Mitteln ihre klimakterischen Beschwerden. Auch wir kennen Pflanzenstoffe, die östrogenartige Wirkungen entfalten und in der Anfangsphase der Osteoporosebehandlung verwendet werden.

Im fortgeschrittenen Zustand der Osteoporose mit bereits aufgetretenen Kompressionsfrakturen der Wirbelkörper läßt sich – egal durch welche Behandlung – der zusammengesinterte Wirbelknochen nicht wieder aufrichten. Die normale, ursprüngliche Form eines Wirbelkörpers kann man mit keinem der bekannten Medikamente, die gegen Osteoporose eingesetzt werden, wiederherstellen. Die Abnahme der Knochendichte kann aber gestoppt werden.

**Abnahme der Knochendichte beeinflußbar**

Jede noch so wirksame medikamentöse Therapie muß stets mit einer intensiven Übungsbehandlung des gesamten Bewegungsapparats einhergehen. Die regelmäßige Zufuhr von Calcium, meist in Form von Milch und Milchprodukten, in denen zusätzlich auch Vitamin D enthalten ist, und eine gesunde Lebensweise mit Gewichtskontrolle dürfen nicht vergessen werden!

Schmerz führt zur Bewegungsarmut; sie fördert den Abbau von Knochen, Muskeln, Bindegewebe und Gelenkknorpel; der Abbau verstärkt den Schmerz. Dieser Teufelskreis muß durchbrochen werden, selbst wenn es sich um Bettlägerige handelt, die sich wegen der Schmerzen kaum noch bewegen können. Hier setzt eine Tablettenbehandlung mit Schmerzmitteln ein, nicht ohne die Bewegungstherapie durchzuführen, wenn auch vorsichtig und nur langsam gesteigert. Nicht so viel wie möglich, sondern so wenig wie möglich darf man sich bei dieser Erkrankung ins Bett legen. Jede Art von Schmerzen im Halte- und Bewegungsapparat des Körpers ist mit Bewegungstherapie zu behandeln. Auch bei Osteoporose muß deshalb von Stützmiedern und Korsetts abgeraten werden, es sei denn, eine hochgradige Osteoporose wird vorübergehend abgestützt, um weitere Wirbelkörpereinbrüche zu verhindern. Massagen, Elektrotherapie, Wärme- oder Kältebehandlungen sind nur unterstützende Maßnahmen.

**Schmerzmittel und Bewegungstherapie**

Der typische Haltungsverfall bei der Knochenschwundkrankheit überlastet besonders die untere Lendenwirbelsäule, hier den lumbosakralen Bandscheibenapparat. Aus der Überbiegung der Brustwirbelsäule (Kyphosierung) folgt eine Überbeanspruchung der Nackenmuskulatur. Wenn man einen Rückgang der Symptome erreichen will, muß die Wirbelsäule mit Hilfe von Gymnastik und Bewegung wieder aufgerichtet werden. Dafür gibt es besondere gymnastische Übungen unter Ausnutzung des Bauchdrucks und des Innendrucks im Brustkorb mit gezielten Bauch- und Brustkorbübungen. All diese aktiven Maßnahmen würden durch Stützmieder bzw. Stützkorsetts eher behindert. Selbst bei schweren Osteoporosen lassen sich oft sehr gute Behandlungsergebnisse erzielen.

**Kyphosierung**

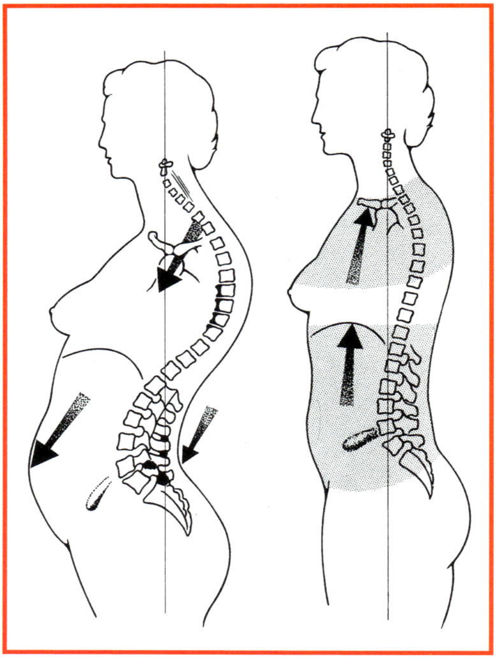

***Der Haltungsverfall bei Osteoporose führt zur Überlastung der unteren Lendenwirbelsäule, besonders der letzten Lendenbandscheibe. Eine Besserung ist durch Aufrichten der Wirbelsäule mit Hilfe gymnastischer Übungen zu erreichen***

**!** Früher wurde behauptet, die Gabe von Calcium oder gar Fluor in Form von Fluorsalzen habe keinerlei Effekt. Diese Ansicht ist längst überholt. Es existieren verschiedene Medikamentenkombinationen als Standardbehandlungen gegen Osteoporose, bei denen insbesondere Calcium, Vitamin D, Fluoride und Hormone eine Rolle spielen. Nur wenn unerträgliche Schmerzen im Bewegungs- und Halteapparat auftreten, die sich mit den genannten therapeutischen Möglichkeiten nicht beseitigen lassen, wird man auch zu Schmerzmitteln greifen müssen. Der Arzt soll darauf achten, daß nicht der Schmerzmittelkonsum im Vordergrund der Behandlung steht und schließlich zur Analgetikasucht führt!

## Haltungsschäden und Skoliosen

**Noch nicht fixierte Fehlformen**

Unter Haltungsschäden versteht man die noch nicht fixierten Fehlformen der Wirbelsäule. Sie entstehen vor allem durch unzureichende Haltefunktion der nicht genügend ausgebildeten Muskulatur und des dazugehörigen Bandapparats. Skoliosen (griechisch Scolios = krumm, gebogen) sind seitliche Verkrümmungen der Wirbelsäule, meist mit

Drehung einzelner Wirbelkörper (Torsion) und Versteifungen in den entsprechenden Abschnitten.

Bei den Haltungsschäden kann man drei typische Verformungen der Wirbelsäule unterscheiden:

- den hohlrunden Rücken,
- den totalrunden Rücken und
- den flachen Rücken.

**Zunehmende Häufigkeit**

Haltungsschäden im Bereich der Wirbelsäule haben in den letzten Jahrzehnten immer mehr zugenommen. Schon bei der Einschulung der Sechsjährigen leiden etwa 20% der Kinder an Haltungsanomalien. Es sollte zu denken geben, daß nach Ende der Hauptschulzeit diese Zahl auf mehr als 50% der 14jährigen gestiegen ist.

Haltungsschwächen im Kindesalter, wie Rundrücken oder Hohlkreuz, haben unterschiedliche Ursachen und beruhen nicht einfach nur auf einer Art Nachlässigkeit in der Haltung oder Müdigkeit des Kindes. Aufforderungen wie »Brust raus, gerade sitzen!« sind deshalb unzureichend. Haltungsschwäche mit Wirbelsäulenstörungen beruhen häufig auf minderwertig angelegtem Stützgewebe. Diese Veranlagung wird vererbt.

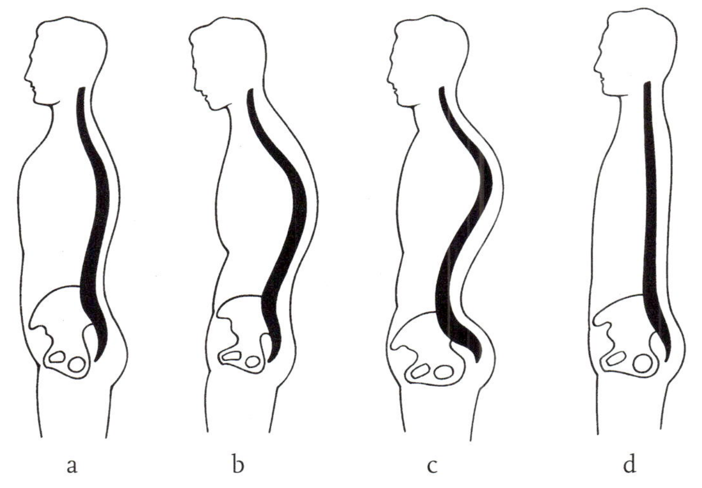


*Haltungsveränderungen: a) normal, b) hohlrunder Rücken, c) totalrunder Rücken, d) flacher Rücken*

**Schädigende Umwelt-bedingungen**

Oft kommen schädigende Umweltbedingungen hinzu. Das fängt schon im frühen Alter, spätestens in der Schulzeit an. Wie Packesel schleppen die Abc-Schützen schwere Schultaschen. Die Stühle und Tische in den Schulen sind für die Kinder unphysiologisch und unergonomisch. Die Schultaschen werden oft einseitig getragen, weil sie auf dem Rücken drücken oder weil es einfach schick ist, sie als »Aktentasche« zu benutzen. Die Kinder fühlen sich so erwachsener, und den Eltern ist es meist nicht bewußt, welche Schäden durch das falsche Tragen entstehen. Schon daraus entwickeln sich bei mehr als 60% der Grundschüler Haltungsschwächen oder gar Haltungsschäden.

Schultaschen samt Inhalt sollten nicht schwerer als 10% des Körpergewichts eines tragenden Kindes sein. Zumindest aber darf ein Achtel des Körpergewichts nicht überschritten werden!

Studien an Frankfurter Schulen ergaben, daß diese Gewichtsrelationen bei Hauptschülern und Gymnasiasten im wesentlichen eingehalten wurden. Bei den Grundschülern sah dies jedoch ganz anders aus. Solche Feststellungen sind umso bedenklicher, als Überlastungen der Wirbelsäule und des Bewegungs- und Halteapparats während des

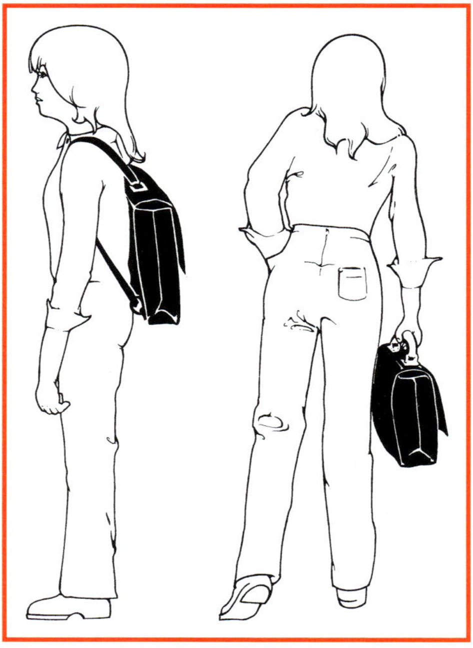

*Einseitige Belastung der Wirbelsäule kann zu einer Skoliose führen. Mit einem Tornister auf dem Rücken ist die Last gleichmäßig verteilt*

Wachstumsalters besonders rasch zu erheblichen Schäden führen können, die später nicht wieder gutzumachen sind.

Relative Bewegungsarmut, fehlender Ausgleich durch Sport und Gymnastik, falsche, vor allem calcium- und vitaminarme Ernährung und nicht zuletzt die zunehmende Akzeleration tragen dazu bei, daß sich ein Mißverhältnis zwischen statischer Kraft der Wirbelsäule und dynamischer Kraft der Muskulatur entwickelt. Akzeleration heißt Beschleunigung der Entwicklungsgeschwindigkeit mit Zunahme der Endgröße bei beiden Geschlechtern (Wachstumsakzeleration). Muskelgewebe und Bindegewebe des Bewegungs- und Halteapparats entwickeln sich nicht im gleichen Tempo.

**Wachstumsakzeleration**

Schon Ende des vorigen Jahrhunderts stellte man in den industrialisierten Ländern und in den moderneren Agrarländern fest, daß durch die Wachsumsakzeleration die durchschnittliche Körperlänge der Kinder und Jugendlichen um 5 bis 10 cm zunahm. Die Ursachen sollen hier nicht diskutiert werden. Es ist aber bekannt, daß besonders die sog. Adoleszenten-Kyphose, also die Scheuermannsche Erkrankung, ihre Ursache in dieser Verschiebung des Gleichgewichts der Kräfte zwischen Skelett, Muskulatur und Halteapparat hat.

**Adoleszenten-Kyphose**

Nicht ganz richtig ist, wenn behauptet wird, Haltungsstörungen entstünden nur durch eine ungenügend ausgebildete und nicht gekräftigte Rückenmuskulatur. Vielmehr verhält es sich so, daß neben der Rückenmuskulatur auch die Bauchmuskulatur von großer Bedeutung ist. Rücken- und Bauchmuskulatur stehen als Gegenkräfte in labilem Gleichgewicht zueinander. Wird es gestört, treten die genannten Haltungsanomalien auf.

Wenn rechtzeitig erkannt wird, daß dieses Gleichgewicht der Körpermuskulatur zum Ungleichgewicht mißraten ist, läßt es sich durch gezielte Kräftigungsübungen wieder beseitigen. Dies sollte mit ein Hauptziel gymnastischer Übungen und des Fitnesstrainings in entsprechend eingerichteten und gut geleiteten Fitness-Centern sein. Besonders die Jugendlichen, bei denen Haltungsanomalien noch nicht endgültig fixiert sind, müssen zu eigener körperlicher Aktivität angehalten werden, um Spätfolgen am Skelett abzuwenden. Je genauer dies erklärt wird, desto eher werden Heranwachsende bereit sein, bei einem solchen Programm gegen Haltungsschäden mitzumachen. Nichtbehandlung bedingt im Laufe weniger Jahre die Fixierung der fehlgehaltenen Wirbelsäule mit entsprechenden Änderungen des Muskelapparats bis hin zu Hartspann und Muskelknoten. Man spricht dann von einer »Fixierung der Wirbelsäule in ungünstiger Fehlhaltung«.

Diese Wirbelsäulenfehlform ist im späteren Alter nicht mehr zu beheben. Sie stellt eine Verunstaltung, ja eine Verkrüppelung eines sonst gesunden Menschen dar. Und hier muß wiederum festgehalten werden, daß fixierte Wirbelsäulenverbiegungen zu frühzeitigen Degenerationserscheinungen der Bandscheiben mit entsprechenden Schäden und Schmerzen führen.

**Verkrüppelung**

**!** Heute reicht es nicht mehr aus, den Kindern und Jugendlichen mit Krankheit, wie dem Morbus Scheuermann, und Skoliosen, also Buckelbildung, zu drohen, um ihre Motivation für eine entsprechende Bewegungstherapie anzuregen. Vielmehr bedarf es einer geschickten pädagogisch-psychologischen Führung durch Fachkräfte, um die Zielsetzung »Vermeidung von Haltungsschäden« zu erreichen. Insofern sind Vorbildpersonen in populären Sportarten von ganz besonderem pädagogischem Wert.

**Skoliosen**

**Torsion der Wirbelkörper**

**Kreislauf und Atmung gestört**

Skoliosen sind die seitlichen Ausbiegungen der Wirbelsäule, Kyphosen und Lordosen die sagittalen Verbiegungen. Besonders bei den seitlichen Verkrümmumgen bestehen auch Drehungen der Wirbelkörper um ihre eigene Achse; man spricht von Torsion. Durch die Verbiegungen wird nicht nur die Wirbelsäule verkürzt, sondern vorgetäuscht, daß die gesamte Figur in der Längsrichtung kürzer, sprich kleiner ist. Dabei stehen die Schultern schief, der Brustkorb wird asymmetrisch, Kreislauf- und Atemfunktion sind beeinträchtigt.

Wie sich eine seitliche Verbiegung der Wirbelsäule bei einem Erwachsenen innerhalb von 20 Jahren ausprägt, zeigt das Bild unten. Da-

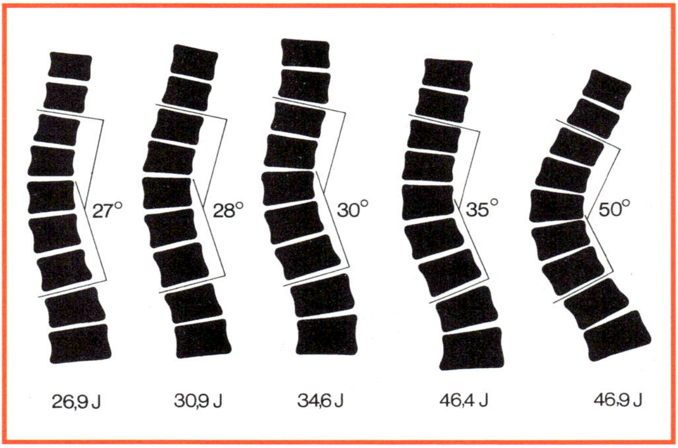


*Zunahme einer Erwachsenen-Skoliose innerhalb von 20 Jahren*

bei vergrößert sich ein Meßwinkel (Skoliosewinkel nach Coob) z.B. von 27° auf 50° bei maximaler Krümmung (Skoliosimetrie).

Die Skoliosen werden in angeborene und erworbene unterteilt. Man unterscheidet drei Schweregrade. Im 1. Schweregrad sind positive Korrekturen noch möglich; im 3. können nur noch Operationen mehr oder weniger eine Begradigung erreichen. Es gibt speziell auf solche Operationen ausgerichtete Fachkliniken.

**Fachkliniken**

Die Lebensaussichten der Erkrankten mit unbehandelter Skoliose sind schlecht. Zusätzlich ist auch die Lebensqualität durch das verkrüppelte Äußere erheblich gemindert. Mit zunehmender Verbiegung der Wirbelsäule wirkt die Kraft der Muskulatur als verschlimmernder Faktor. Durch die Schiefhaltung der Wirbelsäule verkürzt sich die seitliche Wirbelsäulenmuskulatur. Sie zieht sich stärker zusammen; es kommt zu einer Kontraktur. Diese Muskulatur läßt sich nicht mehr stärker dehnen. Hinzu kommen die ungleichen Druckverhältnisse an den betroffenen Wirbelkörpern und auf die Bandscheiben der entsprechenden Bewegungs-Segmente. Dies alles zusammen wirkt sich negativ im Wachstumsalter aus.

! Häufig findet man ausgeprägte Skoliosen im Brustwirbelsäulenbereich. Hier bestehen bereits bei der Geburt erhebliche Verschiebungen des knöchernen Brustkorbs und Deformierungen der Brustwirbel und Rippen. Aus diesem Grund können sich die Herz- und Lungenanlagen des Kindes nicht normal entwickeln. Die Brust- und Bauchorgane werden verlagert. Die Lebenserwartung dieser Menschen ist verkürzt. Schon durch das äußere Erscheinungsbild werden die Jugendlichen psychisch schwer geschädigt. Ihre verwachsene Allgemeinerscheinung behindert sie auch in ihren Lebens- und Berufsaussichten. Es kann deshalb nicht genug betont werden, daß die Behandlung so früh wie möglich einsetzen muß. Reine Körpergymnastik hilft bei dieser Erkrankung nicht weiter. Es müssen gezielte Maßnahmen unter Anleitung erfahrener Ärzte und Heilgymnasten eingesetzt werden.

**Lebenserwartung**

Heute erreicht man durch Operationen mit Geradestellung der Wirbelsäule, was viel Zeit und Geduld erfordert, hervorragende Ergebnisse. Eine Operation beseitigt weitgehend nicht nur die körperliche Entstellung, sondern verbessert auch die Kreislauf- und Atemfunktion der Betroffenen ganz erheblich. Damit tendiert die Lebenserwartung gegen normal. Wenn die Wirbelsäulenseitverbiegung einen Skoliosewinkel nach Coob von 50° erreicht, muß immer operiert werden!

Lebens-
qualität

Eltern, die bei ihren Kindern Rückenverbiegungen feststellen, tun deshalb gut daran, so früh wie möglich einen Spezialarzt aufzusuchen. Sie ersparen dadurch sich, vor allem aber ihren Kindern viel Leid, viele Schmerzen und unsagbare Verzweiflung mit erheblicher Herabsetzung der Lebensqualität, was die Kranken zum Selbstmord treiben kann. Wer gesehen hat, wie Jugendliche nach rechtzeitiger Skoliosebehandlung zu frohen, lebensbejahenden Menschen werden, weiß, daß es kaum eine größere seelische Wandlung geben kann als die von einem »verkrüppelten Gnom« zu einem normal aussehenden Erwachsenen!

## Scheuermannsche Erkrankung (Adoleszenten-Kyphose)

Osteo-
chondrosis
deformans

*H. W. Scheuermann* (1877 – 1960), Chirurg und Radiologe in Dänemark, beschrieb erstmals dieses Krankheitsbild. Das auch als Osteochondrosis deformans juvenilis vertebralis bezeichnete Leiden zeigt im Röntgenbild typische Wirbelkörperveränderungen, die besonders häufig im BWS-Abschnitt zu finden sind. Die Grund- und Deckplatten einzelner Wirbelkörper weisen unregelmäßige Konturen auf bis hin zu mehr oder weniger großen Einbrüchen in den Wirbelkörperknochen. Man kann sagen, daß hier das Knochengewebe wachstumsbedingt den verstärkten Drücken nicht standgehalten hat. Es besteht also ein Mißverhältnis zwischen Belastung und knöcherner Tragfähigkeit.

Schmorlsche
Knorpel-
körperchen

Diese Einbrüche erscheinen im Röntgenbild manchmal wie kleine Erbsen, die dicht unter der Oberfläche der Wirbelkörperplatten eingelagert sind. Es handelt sich feingeweblich um Knorpel aus kleinen, hineingepreßten Abschnitten der darüber- bzw. darunterliegenden Bandscheiben. Die erbsenförmigen Gebilde werden Schmorlsche Knorpelknötchen oder -körperchen genannt. Beschrieben hat sie zuerst der in Dresden tätige Pathologe C.G. Schmorl (1861 – 1932). Man kann sich gut vorstellen, daß auch die Brustwirbelkörper selbst ihre Form ändern und sich nach vorn keilförmig abflachen. Am häufigsten ist diese Wirbelsäulenveränderung im Jugendalter zu beobachten, bei den Jungen eher als bei den Mädchen. Nicht immer wird über Schmerzen geklagt. Eine stärkere Brustkyphose, also Verbiegung nach vorn, kann fehlen. Die Erkrankung tritt nicht allein bei Adoleszenten, sondern auch bei Erwachsenen auf.

Röntgeno-
logische
Klärung

Die wichtigste Untersuchungsmethode bei dieser Krankheit ist die sorgfältige Röntgenuntersuchung der Wirbelsäule. Allerdings muß eine Überbewertung allein des Röntgenbefunds ohne anamnestische Befragung und körperliche Untersuchung vermieden werden.

**Äußerliche Anzeichen**

Was läßt sich bei Morbus Scheuermann äußerlich feststellen? Die Wirbelsäule ist fehlgestellt und fixiert. Im Brustkorbabschnitt wird die Vorwärtsverbiegung verstärkt. Man spricht von vermehrter Brustkyphose. An der Lendenwirbelsäule ist die Hohlbildung verstärkt, d.h. es kann sich ein hochgradiges Hohlkreuz herausbilden. Wenn sich der Betroffene auf den Bauch legt, gleicht sich der verstärkte Rückenbuckel nicht wieder aus; er springt eher noch stärker hervor. Im unteren Bereich der Brustwirbelsäule ist zusätzlich ein kleiner Rückenbuckel entstanden. Er bleibt konstant, egal ob der Erkrankte geht, steht, liegt oder sitzt.

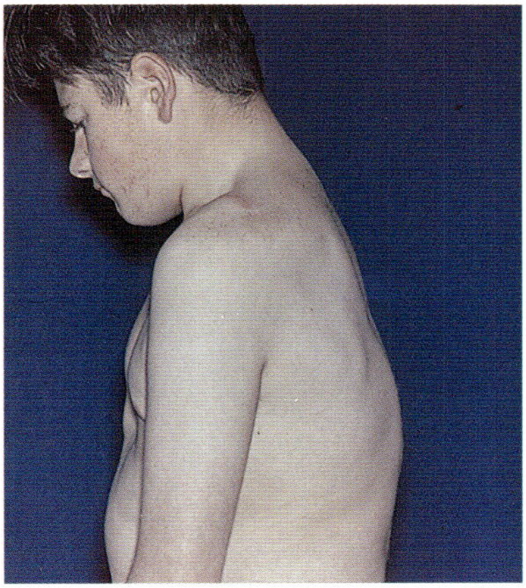

***Juvenile Kyphose, Buckelbildung ähnlich wie bei Morbus Scheuermann***

**Anfangs oft beschwerdefrei**

In den Anfangsstadien der Scheuermannschen Krankheit bestehen keine bzw. keine stärkeren Beschwerden. Zuerst klagen die Betroffenen nur über leichte Ermüdbarkeit und mäßige Rückenschmerzen unter besonderen Belastungsbedingungen. Auch bei längerem Stehen oder Sitzen – selbst dann, wenn im Röntgenbild schon erhebliche Veränderungen zu erkennen sind – fehlen subjektive Klagen. Auf jeden Fall ist die Belastungsfähigkeit der gesamten Wirbelsäule erheblich eingeschränkt. Dies hat auch Konsequenzen für Tätigkeiten mit schwerem Heben und Tragen. Dazu eine Tabelle aus dem arbeitsmedizinischen Bereich:

| *Schweregrad der Arbeit* | *Heben bis* | *Tragen bis* | *Verbrauch in kcal* |
|---|---|---|---|
| Leichte Arbeit | 10 kg | 5 kg | 2300 – 2800 |
| Mäßig schwere Arbeit | 15 kg | 7,5 kg | 2800 – 3300 |
| Mittelschwere Arbeit | 25 kg | 10 kg | 3300 – 3800 |
| Schwere Arbeit | >25 kg | > 10 kg | 3800 – 4300 |
| Schwerstarbeit | >25 kg | > 10 kg | 4300 – 4800 |

Wenn man die Entwicklung zur Scheuermannschen Erkrankung rechtzeitig erkennt, lassen sich Fixierung und Verspannung durch geeignete Mobilisierungsmaßnahmen, insbesondere aber durch eigene Aktivität deutlich verbessern. Ähnlich wie bei der Skoliosebehandlung muß erfahrenes Fachpersonal die Betroffenen anleiten. Auch hier gilt wieder, daß die totale Ruhigstellung, womöglich in einer Gipsschale, eher schadet als nutzt. Es kann nicht oft genug betont werden, daß jede Ruhigstellung, speziell in der Frühphase einer derartigen Krankheit, völlig fehl am Platze ist! Damit wird das gesamte Halte-, Stütz- und Bewegungssystem des Körpers geschwächt, auf keinen Fall jedoch gestärkt und gekräftigt.

Spätfolgen

Die Spätfolgen der in der Jugend aufgetretenen Scheuermann-Erkrankung sind wiederum schwere degenerative Veränderungen an den Bandscheiben und den Wirbelkörpern. Die ungünstige Verformung der Wirbelsäule führt zu zusätzlichen statischen Fehlbelastungen mit erheblichen Beschwerden im täglichen Leben.

Genetische Faktoren

Wie schon erläutert, stehen nicht hormonelle Einflüsse, sondern veranlagungsbedingte, vererbte Faktoren im Vordergrund der Entwicklung der Adoleszenten-Kyphose. Es ist noch nicht einmal erwiesen, ob zusätzlich äußere Faktoren, wie schwere körperliche Arbeit, Voraussetzung für die Einbrüche in die Wirbelkörper sind. Wenn die Gewichtsüberlastung die Hauptrolle spielen würde, müßte die Scheuermannsche Erkrankung bei übergewichtigen Mädchen und Jungen in gleicher Weise auftreten, was bisher nicht beschrieben worden ist. Es gibt Berufs- und Sportarten, bei denen die Körperbelastung für Mann und Frau etwa gleich groß ist. Hier müßte nachgeforscht werden, ob es bei der Häufung des Morbus Scheuermann unter männlichen Personen bleibt. Also noch eine ganze Reihe offener Fragen, die der Klärung bedürfen.

## Wirbelsäule und Sport

Leistungssport

Unerwartete Todesfälle

In einer Zeit, in der Leistungssport schon von Kindern im wahrsten Sinne des Wortes bis an die Spitze getrieben wird, stellt man sich als Arzt natürlich die Frage: »Was wird wohl aus dem Körper im höheren Alter werden?« Die Medien berichten immer wieder über völlig unerwartete Todesfälle von Leistungssportlern. Viel häufiger ist die Rede von Schäden an den großen Gelenken und der Wirbelsäule der Sportler. Alterungs- und Degenerationserscheinungen an der Wirbelsäule (Wirbelkörper und Bandscheibe) findet man schon bei Jugendlichen, besonders ausgeprägt bei jugendlichen Sportlern. Dies verwundert um so weniger, als heute zahlreiche »Erwachsenensportarten« von Kindern und Jugendlichen bis zu weltweiten Spitzenleistungen betrieben werden.

Kinder üben 30 – 40 Wochenstunden bestimmte Spezialtrainingsarten, Trampolinspringer absolvieren 1000 und mehr Sprünge am Tag, Gewichtsheber stemmen täglich 70 t und mehr, Speerwerfer lassen in ihrer Sportlaufbahn mehr als 100 000mal den Speer durch die Luft fliegen. Training und sportlicher Wettkampf werden nur noch vom Leistungsdenken und vom finanziellen Anreiz geprägt. Der olympische Gedanke »Dabeisein ist alles« gilt selbst bei den Olympischen Spielen schon längst nicht mehr. Große, unphysiologische Belastungen des Körpers werden in Kauf genommen. Es wird bewußt übersehen, daß die Grenzen der Belastbarkeit individuell und altersabhängig sehr verschieden sind und häufig längst überschritten werden.

**Olympischer Gedanke hat ausgedient**

Zahlreiche Spitzensportler klagen über Rückenschmerzen, Muskelzerrungen, Überdehnungen usw. und verabschieden sich oft wochen- und monatelang vom täglichen Training. Alle diese Sportler werden von Ärzten, Masseuren, Trainern, Managern und Freunden beraten. Trotzdem treten ihre Rücken- und Gelenkbeschwerden auf. Sie alle machen doch etwas nicht richtig! Falsches Training? Falsche Ratschläge, Verordnungen und Behandlungen? Bezogen auf den Aufbau der Wirbelsäule ist alles zusammen richtig:

- Die *Halswirbelsäule* besitzt die größte Bewegungsmöglichkeit, damit aber auch die größte Verletzungsanfälligkeit.
- Die *Brustwirbelsäule* ist am starrsten und unbeweglichsten. Hier siedeln sich Entwicklungsstörungen, als typisches Beispiel für Jugendliche die Scheuermannsche Erkrankung, an.
- Die *Lendenwirbelsäule* ist kräftig und verfügt über die größte Beugefähigkeit. Mit ihren beiden untersten Bandscheiben ist sie aber auch am störanfälligsten.

Die Beanspruchung der Wirbelsäule beim Sport hängt vor allem von der Körperhaltung im Moment ihrer Belastung ab. Längeres Stehen beansprucht die Bandscheiben durch Druck so stark, daß ihr Flüssigkeitsaustausch erliegt. Die kyphotische Sitzhaltung mit Rückenbuckel läßt das Bandscheibengewebe schneller ermüden, weil auf ihre vorderen Anteile einseitiger Druck ausgeübt wird.

**Flüssigkeitsaustausch erliegt**

Besonders wichtig ist die Haltung der Wirbelsäule beim Heben. Gewichtheben bei korrekter Technik führt erstaunlicherweise nicht zu Wirbelsäulenschäden. Wie groß ist denn die Belastung der lumbo-sakralen (der letzten) Lendenbandscheibe bei verschiedenen Haltungen der Wirbelsäule, wenn ein Gewicht von 50 kg gehoben wird? In aufrechter Körperhaltung beträgt die Bandscheibenbelastung ca. 90 kg. In 90° gebeugter Stellung entsteht durch die gleichen 50 kg ein Druck auf die letzte Lendenbandscheibe von 720 kg! Das beweist, wie wichtig es ist, größere Lasten immer mit aufrechter Wirbelsäule aus den Knien heraus und eng am Körper entlang anzuheben.

**Belastung der lumbo-sakralen Bandscheibe bei 50 kg Last**

| *Körperhaltung in Grad Beugewinkel* | *Belastung in Kilopond* |
|---|---|
| Bei 180 Grad | 90 kp |
| Bei 150 Grad | 360 kp |
| Bei 120 Grad | 630 kp |
| Bei 90 Grad | 720 kp |

## Prominente, Sport und Bandscheiben

Auffallend ist, wie viele Prominente und Sportler in Spitzenpositionen den Medien über Rückenschmerzen bis hin zu angeblichem Bandscheibenvorfall berichten. Anscheinend sind auch sie dahintergekommen, daß man Rückenprobleme nicht genau umreißen kann, so daß mancher »Hexenschuß« als Ausrede für fehlenden Einsatz herhalten muß. Rückenschmerz ist ein Allround-Problem, das immer dann herangezogen wird, wenn eine andere Begründung nicht oder nicht mehr zur Verfügung steht.

**Gut für Ausreden**

Trost für alle Athleten mit Bandscheibenproblemen halten französische Mediziner bereit. Wie sie 1991 feststellten, wird bei 30- bis 40jährigen Patienten durch die perkutane Nukleotomie des Bandscheibenvorfalls ein so gutes Ergebnis erzielt, daß eine Sportlerlaufbahn nicht beendet werden muß. 9 von 10 Athleten aus ihrer Studie konnten das Leistungstraining wieder aufnehmen. Das Befinden der Sportler hatte sich sogar noch weiter verbessert, als man sie später wieder untersuchte – vorausgesetzt die endoskopische Nukleoektomie war gut verlaufen. Das bestätigt die Erkenntnis, daß ausgesprochene Schonung Gift für die operierte Bandscheibe ist.

**Perkutane Nukleotomie**

Erstaunlicherweise zeigen Gewichtheber kaum oder wenig Wirbelsäulenschäden, so daß Gewichtheben, richtig durchgeführt, sogar als gutes Wirbelsäulentraining angesehen werden kann!

**Vorteile durch Gewichtheben**

Die Belastung der unteren Wirbelsäule ist in aufrechtsitzender Stellung höher als im Stehen. Nie hört oder liest man, daß Skispringer, die heute 120 bis 130 m durch die Luft fliegen, über Rücken- oder Kreuzschmerzen klagen. Die Technik der Skispringer ist ausgefeilt – nicht nur während des Fliegens, sondern auch bei der Landung.

**Skifliegen**

Dagegen gibt es Sportarten mit gleichbleibenden, schnellenden Bewegungsabläufen, die zu chronischen Schäden nicht nur an den Gelenken von Armen und Beinen, sondern auch an der Wirbelsäule führen. Dazu zählen Speerwerfen, Tennisspielen oder Rudern. Beim Speerwerfen wird ein starkes Hohlkreuz mit gleichzeitiger Drehung der Wirbelsäule um die Längsachse gebildet. Beim Rudern oder Radfahren entsteht ein ausgeprägter Rundrücken (Kyphosierung). Einseitig wird die Wirbelsäule auch bei Turmspringern, Trampolinspringern, Gewichthebern oder Delphinschwimmern beansprucht. Besonders die Halswirbelsäule scheint bei Boxern, Judokämpfern oder Wasserspringern gefährdet zu sein. Auch einen Ringerhals gibt es. Die meisten Sportler klagen während ihrer aktiven Sportzeit kaum oder gar nicht über Wirbelsäulenbeschwerden.

**Schnellender Bewegungsablauf**

**Ringerhals**

Die Lendenwirbelsäule wird am stärksten beim Hochsprung, Rudern, Skilauf, Trampolinspringen oder Tennisspielen belastet. Alle Wirbelsäulenabschnitte werden vor allem beim Fechten und Geräteturnen übermäßig in Anspruch genommen. Da bei Drehbewegungen in der Längsrichtung der Wirbelsäule zusätzliche Scherkräfte auftreten, entstehen besondere Bedingungen für Turner, Trampolinspringer, auch bei Golfern und Tennisspielern.

**Skifahren**

**Golf und Tennis**

> Demgegenüber scheint das Reiten die Rückenbeschwerden erheblich zu mildern. Aus diesem Grunde hat man besonders für Kinder das therapeutische Reiten eingerichtet. Auch wenn sich beim Reiten das Pferd bewegt, wird die gesamte Muskulatur des Reiters trainiert. Überhaupt ist es wichtig, daß Sportler die Rücken- und Bauchmuskulatur intensiv aufbauen; denn die Wirbelsäule ist bei gut ausgebildeten Muskeln wesentlich stärker belastbar.

Kinder und Jugendliche müssen Sportarten, die zu einer Überlastung führen, besonders dann meiden, wenn sie untrainiert »an die Sache« herangehen. Man sollte wissen, daß die Scheuermannsche Erkrankung (Adoleszenten-Kyphose) bei etwa einem Drittel der jugendlichen Turner im Alter von 10 – 15 Jahren doppelt so häufig beobachtet wird wie bei Nichtsportlern. Aber nur bei jedem 5. Jugendlichen ruft sie Beschwerden hervor.

**Gefahr bei fehlendem Training**

**!** Auch bei noch so gesundem Sport können an der Wirbelsäule Schäden auftreten, besonders wenn Trainings- und Wettkampfbedingungen ausschließlich auf Leistungsorientierung ausgerichtet sind. Trainierende Kinder und anspornende Eltern legen übermäßigen Ehrgeiz an den Tag, Weltklasse zu erreichen. Immer geht dies auf Kosten der Wirbelsäule, deren Belastungsgrenzen nicht mehr beachtet werden.

**Risikofaktoren**

Hier noch einmal einige wichtige Risikofaktoren, die relativ rasch zu Überlastungserscheinungen und bleibenden, wenn nicht gar zunehmenden Schäden an der Wirbelsäule führen:

- Dauerbeanspruchung der Wirbelsäule bei Rundrücken mit gleichzeitiger Längsstauchung,
- starke Hohlkreuzbildung mit gleichzeitiger Verdrehung in der Wirbelsäulenlängsachse und mit Längsstauchung,
- Entwicklungsstörungen an der Wirbelsäule mit Fehlbildung von Wirbelkörpern, Übergangswirbeln und fehlendem Wirbelbogenschluß,
- Adoleszenten-Kyphose (Scheuermannsche Erkrankung),
- Wirbelsäulenstörungen, wie Verbiegungen in der Längs- oder Querrichtung, auch andere Achsenabweichungen wie Rundrücken, Hohlrücken usw.,
- schon früh auftretende degenerative Veränderungen, wie Wirbelgleiten (Spondylolisthesis), Bandscheibenschäden und Schäden an den kleinen Wirbelkörpergelenken usw.

**Wachstum muß abgeschlossen sein**

Die Auswirkungen von Überlastungen durch Sport sind besonders dann ausgeprägt, wenn bereits anlagebedingte oder erworbene Schädigungen der Wirbelsäule bestehen. Ein schwerathletisches Leistungstraining sollte Jugendlichen vor Abschluß ihres Wachstums nicht zugemutet werden. Wenn man heute sieht, daß bereits 12- bis 15jährige in manchen Sportarten Spitzenleistungen vollbringen, die früher nur Erwachsene erreichten, so ändert dies nichts an der Tatsache, daß das Wachstum bei den männlichen Jugendlichen nicht vor dem 16. und bei den weiblichen Jugendlichen nicht vor dem 15. Lebensjahr abgeschlossen ist. Diese Grenze sollte unbedingt beachten werden!

**!** Hier setzt eine der wichtigsten Aufgaben des ausgebildeten Sportmediziners ein: Ziel darf nicht sein, schnellstmöglich Hochleistungen der Jugendlichen zu erreichen, sondern sie systematisch auf eine Klasseleistung unter Beachtung ihrer Wachstumsphasen vorzubereiten. Im übrigen beziehen sich diese Hinweise nicht nur auf die Wirbelsäule, sondern auf den Körper insgesamt. Auch die Gelenke, die Muskulatur mit ihren Sehnenansätzen, das Bindegewebe, ja auch innere Organe, insbesondere Lunge und Herz, erreichen irgendwo ihre Leistungsgrenze. Dies macht sich häufig schlagartig bemerkbar, wenn eine banale Erkältung den Spitzensportler »umhaut«.

Nicht nur eine vorgeschädigte Wirbelsäule, sondern auch solche Wirbelsäulen, bei denen die Entwicklung noch nicht abgeschlossen ist, können auf Überlastungen empfindlich reagieren. Völlig falsch ist es deswegen, wenn ein Sportler seine auftretenden Beschwerden zu verheimlichen versucht. Er setzt damit seine Gesundheit aufs Spiel! Ein derartiges Verhalten kann zu lebenslangen schwersten Schäden führen. Außerdem kommt es allmählich zu erheblicher Leistungsminderung. Ferner muß alles getan werden, um einseitige Belastungen bestimmter Körperbereiche auszuschließen. Ein systematisches Ausgleichstraining mit Lockerungs- und Aufwärmübungen unter fachlicher Aufsicht ist notwendig.

Beschwerden nicht verheimlichen

Ausgleichsübungen

## Hüftgelenkarthrose und Wirbelsäule

In meinem Ratgeber »Arthrose richtig behandeln« gehe ich ausführlich auf die Arthrose auch der Wirbelsäule ein. Daher zu diesem Thema hier nur ein kurzer Hinweis: Infolge von Überlastungen, aber auch degenerativen Veränderungen in den Beingelenken, von den Füßen über die Knie bis zu den Hüftgelenken, strahlen Schmerzen bis in die Wirbelsäule hinein aus. Sie werden dann fälschlicherweise als Wirbelsäulen-Syndrom betrachtet. Hier ist also eine Art Umkehrung des Schmerzweges von unten nach oben festzustellen. Besonders in den Anfangsstadien von Schmerzen im Wirbelsäulenbereich kann es zu falschen Rückschlüssen kommen. Man sollte darauf achten, was für Kleidung und Schuhwerk die Betroffenen tragen!

Umkehrung des Schmerzweges

Bei einer Gelenkarthrose am Bein verlaufen die Schmerzen meist an der Vorderseite des Oberschenkels zum Knie hin. Man denke daran, daß es sich um eine Hüft- oder Kniegelenkarthrose handelt. Wenn der ausstrahlende Schmerz im Bereich bestimmter Nerven der Oberschenkelvorderseite beschrieben wird, könnte das unbewußte Nervensystem für den Reizzustand zumindest mit verantwortlich sein. Fortgeschrittene Arthrosen schränken die Beweglichkeit eines Gelenks erheblich ein. Dann kann es zu einer Art Sperrmechanismus kommen, so daß an der Knie- oder Hüftgelenkarthrose kein Zweifel mehr besteht. Letztlich hilft immer die Röntgenaufnahme bei der Entscheidung bezüglich Beschwerdenursache und Behandlung weiter.

Sperrmechanismus

## Diagnostik von Bandscheibenschäden

Vor Beginn jeder Therapie soll eine möglichst genaue Diagnose stehen. Auch wenn die Befragung des Patienten und die körperliche Untersuchung das A und O der Diagnosefindung sein müssen, erleichtern uns technische Geräte ganz erheblich, das Wissen um eine Erkrankung zu präzisieren.

**Lumbalpunktion**

Auf *H.I. Quincke* (1842 – 1922), Internist in Kiel, geht die Lumbalpunktion zurück. Bei ihr wird im untersten Lendenwirbelsäulenbereich zwischen dem 3. und 4. oder 4. und 5. Lendenwirbel-Dornfortsatz mit einer langen Hohlnadel der Duralsack, also die Auskleidung des Wirbelkanals, durchstoßen. Auf diese Weise kann Rückenmarkflüssigkeit entnommen werden.

Als *W.C. Röntgen* (1845 – 1923), Physiker in Straßburg und später in Würzburg, 1885 seine Schrift über die Erzeugung von Teilchenstrahlung, die nach ihm später Röntgenstrahlen genannt wurden, veröffentlichte, wurde der Weg für eine besondere Untersuchungstechnik des Skelettsystems auch im Bereich der Wirbelsäule frei. Aber es brauchte noch einige Zeit, bis die Franzosen *J. Forestier* (geb. 1890) und *J.A. Siecard* (1872 – 1929) die Methode der Rückenmarkdarstellung (Myelographie) entwickelten. Das einfache Röntgenbild ohne Kontrastmittel erfaßt die knöchernen Grenzen des Spinalkanals (Rückenmarkkanals).

**Sichtbare Hohlräume**

Die Kontrastmittelfüllung des Spinalkanals stellt seinen Hohlraum dar.

**Positives Kontrastmittel**

Während man die Myelographie anfangs mit Luft durchführte, verwendete man später sog. positive Kontrastmittel. Sie enthalten Stoffe, die von Röntgenstrahlen besonders schlecht durchdrungen werden. Auf diese Weise lassen sich Vorwölbungen und Vorfälle von Bandscheiben an den Stellen nachweisen, wo das Kontrastmittelband im Spinalkanal eingeengt wird.

Noch 1975 schrieb *W.H. Pschyrembel* (1901 – 1987) in seinem Klinischen Wörterbuch: »Eine Abklärung raumbeengender Vorgänge im Spinalkanal ist ohne Myelographie nicht möglich.« Dies sieht heute ganz anders aus. Die »einfache« Röntgenstrahlentechnik wurde längst weiterentwickelt; beim üblichen Röntgen wird der räumliche Körper gewissermaßen auf eine Filmebene projiziert.

> Bei der als Tomographie bezeichneten neuen Röntgentechnik kann die Dicke und Tiefenlage einer wählbaren Körperschicht weitgehend frei von Überlagerungen durch andere Strukturen dargestellt werden. Diese Methode wird verdeutscht als Schichtaufnahmeverfahren bezeichnet. Wird die Tomographie mit der Aufzeichnung über Computer gekoppelt, kommt man zu der sog. Computer-

Tomographie, einem Transversalschichtverfahren der Röntgendiagnostik. Die Computer-Tomographie (CT) ist heute *die* Untersuchung zur Erkennung oder zum Ausschluß von Bandscheibenvorwölbungen bzw. Bandscheibenvorfällen. Auf die Röntgenkontrastdarstellung des Rückenmarkkanals muß nur noch dann zurückgegriffen werden, wenn sich durch die CT allein kein eindeutiger Befund erheben läßt. In diesen Fällen kann der Arzt auch mit der Kernspin-Tomographie weiterkommen, einer weiteren nicht-invasiven, computergestützten Verfahrensweise.

## *Elektrische Leitfähigkeit von Nerven und Muskeln*

So wie man vom Gehirn elektrische Ströme als Elektroenzephalogramm oder vom Herzen die elektrischen Impulse als Elektrokardiogramm aufzeichnen kann, läßt sich dies auch an Nervensträngen und Muskeln bzw. Muskelgruppen durchführen.

**ENG, EMG**

Wenn die Nervenleitfähigkeit durch Quetschung beeinträchtigt ist, treten nicht nur Sensibilitätsstörungen oder gar Lähmungen auf, sondern die Nervenleitgeschwindigkeit verändert sich. Man kann sie mit dem Elektroneurographen messen. In gleicher Weise lassen sich mit dem Elektromyographen spontane oder willkürliche Muskelbewegungen prüfen, die durch Nervenüberleitungen ausgelöst werden. Im Hinblick auf die Nervenleitgeschwindigkeit nennt man das Ergebnis Elektroneurogramm (ENG), bezüglich der Muskulatur erhält man ein Elektromyogramm (EMG).

Schließlich könnte man die Muskelkraft noch mit technischen Geräten beurteilen. Die motorische Kraft wird zur Beurteilung der verbliebenen Muskelkraft bei Lähmungen in verschiedene Kraftgrade eingeteilt. Allerdings sind Kraftmessungen zur Klärung der Diagnose Bandscheibenvorfall unüblich; sie haben eher ihre Bedeutung beim Sporttraining und im Fitneß-Studio, um die Verbesserung von Kraft, Ausdauer, Schnellkraft oder Maximalkraft festzustellen.

**Kraftmessungen**

# Die Behandlung von Rückenschmerzen

Da jeder 2. oder 3. Mensch in Deutschland unter Rückenschmerzen leidet, braucht man sich nicht zu wundern, daß sie als Ursache für Arbeitsunfähigkeit bei Männern an 1. Stelle und bei Fauen an 2. Stelle stehen. 1994 wurden die Gesamtkosten der Rückenleiden auf rund 50 Milliarden Mark geschätzt, wenn man den Arbeitsausfall hinzurechnete. Besorgniserregend ist auch, daß Rückenleiden bei den für eine Berentung wegen Erwerbsunfähigkeit maßgeblichen Diagnosen an 1. Stelle stehen.

## Vorsorge für die Bandscheiben

Vieles, was wir prophylaktisch selbst betreiben können, ist gleichzeitig auch Therapie. Die beiden Bereiche Vorsorge und Behandlung lassen sich nicht scharf voneinander trennen.

### 1. *Bewegung*

Für alle Organe, die mit Bewegung zu tun haben – Herz, Lunge, Arme, Beine oder eben die Wirbelsäule – gilt: Kein Leben ohne Bewegung – keine Bewegung ohne Leben! So selbstverständlich dies klingt, so wenig wird es im Alltag beachtet. Wieviel bewegen wir uns tatsächlich im Tagesablauf? Denken Sie nur an die vielen Stunden vor dem Fernseher! Wenn aber ein Körperteil gar nicht oder nur wenig benutzt wird, schrumpft er, wird kleiner und schwächer.

**Dünne Muskulatur nach Frakturheilung**

Jeder weiß, wie dünn die Armmuskeln nach der Heilung eines Bruches aussehen. Nach der langen Ruhezeit im Gipsverband ist die Muskulatur schwach, steif und verkürzt. Es dauert eine ganze Weile, bis der Arm in allen Gelenken wieder wie gewohnt bewegt werden kann. Ehe die alte Muskelkraft wiederhergestellt ist, dauert es noch länger. Schonung vermindert eben Knochen, Sehnen, Bänder, Kapseln und Muskeln auf das gerade noch lebensnotwendige Maß. Und so ist es auch mit dem komplizierten Gesamtapparat Wirbelsäule. Was soll man also tun?

*Recken und Strecken:* Lassen Sie sich irgendwo in Ihrer Wohnung oder Ihrem Haus eine Turnstange anbringen. Man kann auch ein Trapez mit Haken an der Geschoßdecke befestigen oder baut sich eine Sprossenwand. Oder man kauft sich entsprechende Fitneßgeräte. Wichtig ist, daß man sich auf die Zehenspitzen stellen muß, um die Turnstange oder das Trapez zu erreichen bzw. daß die Sprossenwand hoch genug angebracht wird. Montieren Sie Ihre Turnmöglichkeit so, daß Sie sie bei jedem Wetter benutzen können. Ideal ist natürlich ein Kellerraum, den man sich zum Fitneß-Center ausbaut.

## 2. *Tägliche Übungen!*

Wenn Sie es sich zeitlich einrichten können, sollten Sie den Übungsraum zweimal am Tag aufsuchen. Schwierige Übungen gar nicht erst versuchen! Sie hängen sich lediglich an Turnstange/Trapez/Sprossenwand und ziehen sich daran hoch, bis ihr Kinn die Höhe der Querstange erreicht. Auch wenn man es nur einmal schafft, sich hochzuziehen, macht das gar nichts. Durch das tägliche Training kräftigt sich eine Vielzahl von Muskelzügen, und eines Tages werden immer mehr Klimmzüge geschafft. Im Anschluß an die Klimmzüge hängt man sich mit entspannter Muskulatur aus. Dabei zieht man sich ein wenig hoch und läßt sich wieder in die Hängelage zurückfallen, und zwar so deutlich, daß es den kleinen »Ruck im Kreuz« gibt, den man genau im Rückgrat spürt.

**Sich »aushängen«**

Auch bei akutem Hexenschuß können Sie diese Übung durchführen, wenn auch vorsichtiger. Es empfiehlt sich, vorher ein heißes Bad zu nehmen oder in die Sauna zu gehen. Wärme weitet nicht nur die Gefäße, sondern lockert auch Muskulatur und Bindegewebe, so daß eine allgemeine Gewebeentspannung eintritt.

**Der Ruck im Kreuz**

**Gewebeentspannung**

Was halten Sie vom Bungee-Jumping, also dem Brückenspringen, oder vom Flug im freien Fall mit Reißleine am Fallschirm? Dieser Risikosport könnte von Ärzten als Therapie von Bandscheibenleiden gesehen werden! Denn eines ist dabei sicher: Gestreckt wird der Springer auf jeden Fall.

**Risikosportarten**

## 3. *Krankengymnastik*

Jede Art von Bewegungsübung oder Gymnastik bis hin zur gezielten Krankengymnastik ist als vorbeugende Maßnahme gegen Bandscheibenschäden sinnvoll. Zur Kräftigung der Muskelgruppen werden be-

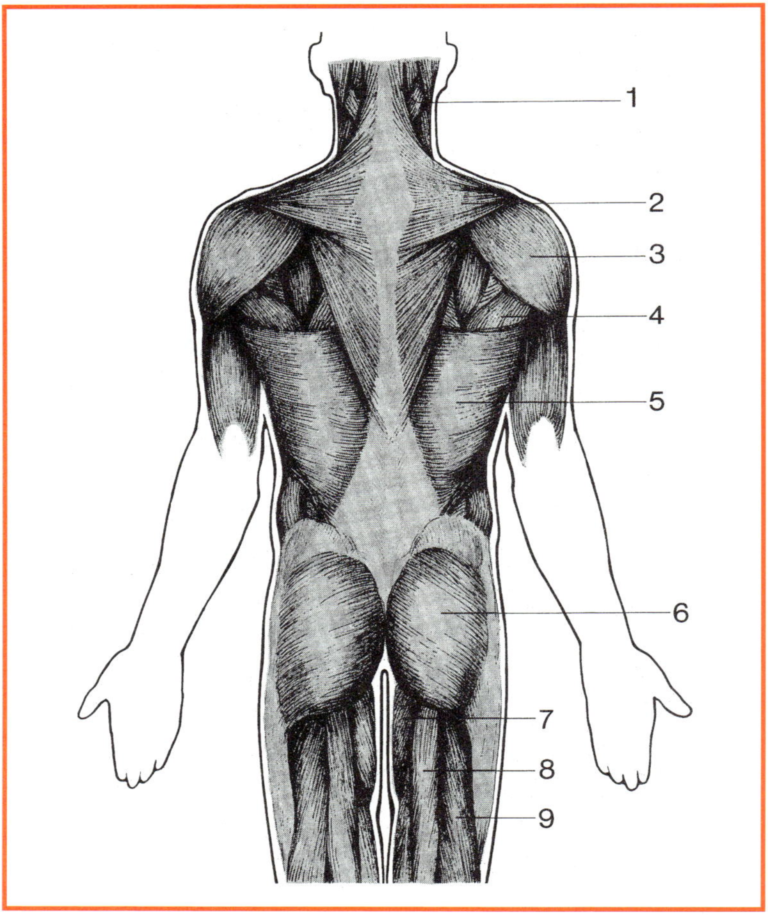


*Die oberflächliche Rückenmuskulatur: 1. Der Riemenmuskel, bewegt den Kopf zum Nacken oder zur Seite (bei einseitiger Anspannung); 2. Trapezmuskel, früher Kapuzenmuskel genannt, hebt und senkt die Schultern, zieht die Schultern nach rückwärts; 3. Deltamuskel, hebt den Arm, unterstützt Dreh-, Vor- und Rückwärtsbewegungen; 4. Großer Rundmuskel, dreht den Arm nach innen, zieht ihn nach hinten und zieht ihn herunter, wenn er erhoben ist; 5. Breiter Rückenmuskel, wird auch Schürzenbindenmuskel genannt, was seine Funktion gut erklärt; 6. Großer Gesäßmuskel, streckt die Hüfte, wird beim Steigen (Treppensteigen, Bergsteigen) beansprucht; 7. Der halbhäutige Muskel und 8. der halbsehnige Muskel, sowie 9. der zweiköpfige Schenkelmuskel arbeiten gemeinsam, strecken in der Hüfte und beugen im Knie*

stimmte Übungen durchgeführt. Je besser Ihre Muskulatur in Schuß ist, desto mehr hält auch Ihre Wirbelsäule aus.

Allgemeine Trainingsprogramme gelten nicht für jeden Patienten, sondern sollen eine Anregung sein. Es lassen sich deshalb nur Hinweise geben. Immer muß die persönliche Situation des einzelnen berücksichtigt werden, inwieweit er die Übungen durchführen und Herz-Kreislauf-System, Muskulatur und Gelenke belasten darf. Auf jeden Fall sollten Sie vor Beginn mit den Übungen Ihren Arzt fragen.

**Je nach individueller Situation**

! Es könnte ja sein, daß Ihre Rückenschmerzen Ausstrahlungsschmerzen von verengten Herzkranzgefäßen sind; dann müssen vollkommen andere Maßnahmen ergriffen werden. Vielleicht wiegen Sie aber auch zwei Zentner, haben sich nur wenig und langsam bewegt und sind im derzeitigen Zustand für eine intensive Gymnastik nicht geeignet. Oder aber Sie sind ein junger Sportler, für den das Trainingsprogramm anders aufgebaut wird als für einen alten oder kranken Menschen.

Schwimmen, Radfahren oder Spazierengehen (»Walking«) ist fast für alle geeignet. Wer nicht trainiert ist, sollte nach ärztlicher Untersuchung und Beratung mit den Belastungen langsam anfangen, die sich mit der Zeit stetig steigern. Grundbedingung jeder körperlichen Bewegung ist: Nicht so schnell und so intensiv wie möglich, sondern so regelmäßig wie möglich. Täglich etwas ist mehr als einmal pro Monat viel.

Gerade in Deutschland besteht eine hohe Anfälligkeit zur Arbeitsunfähigkeit wegen Rückenschmerzen. Trotz Behandlung klagen 20% der Rückenschmerzpatienten in einer Allgemeinpraxis und 50% von ihnen beim Orthopäden über weiterbestehende Beschwerden. Längst wissen wir, daß monatelanges intensives Körpertraining für die Rückenmuskulatur viermal so wirksam ist, als wenn man Wärme, Massagen und leichte Krankengymnastik zusammen verordnet. Die Behandlungserfolge bei Rückenschmerz sind für alle aktiven Bewegungsmaßnahmen am größten, am schlechtesten dagegen für die passive Therapie! Massagen dürfen also nur als ergänzende Behandlung betrachtet werden; sie ersetzen nicht die Eigeninitiative und Eigenaktivität des Schmerzgeplagten!

**Massagen ergänzen**

## 4. *Kennen Sie »GRIP«?*

Die Schmerzambulanz der Göttinger Universitätskliniken begann im Sommer 1990 eine Aktion gegen den Rückenschmerz, das Göttinger Rücken-Intensiv-Programm (GRIP). Ausgewählte Rückenschmerzpatienten wurden fünf Wochen lang (täglich sechs bis sieben Stunden) einem systematischen Kraft- und Ausdauertraining für die Rücken-

**Systematisches Training**

und Rumpfmuskulatur unterzogen; Computer-gestützt wurde überwacht, wie ihnen das bekam. Als die Ergebnisse 1995 veröffentlicht wurden, staunten die Experten nicht schlecht:

Rund 66% der bis dahin arbeitsunfähigen Rückenschmerzkranken konnten wieder in ihren Beruf zurückkehren. Das einzig Bedeutende für die Prognose des Behandlungserfolgs war neben der Dauer der Arbeitsunfähigkeit die subjektive Einstellung des Betroffenen gegenüber seiner Beeinträchtigung und seiner Arbeitsplatzsituation.

»Zins an die Zivilisation«

»Rückenmaus«

Dies sind jetzt wissenschaftlich untermauerte Erkenntnisse, die dem ganzheitlich tätigen Arzt für Naturheilverfahren, früher auch Kneipparzt genannt, schon längst geläufig sind. Der frühere Leistungssportler *Dr. T. Wessinghage* aus Norderstedt hat einmal sinngemäß gesagt: »Rückenschmerzen sind der Zins, den wir der Zivilisation zahlen.« Nur bei 10% aller Rückenschmerzpatienten finden sich krankhafte Röntgenbefunde, aber bei 80% ist die Schmerzursache Bewegungsmangel. Man kann hinzufügen: Rückenschmerz ist der Tribut an das Privileg des aufrechten Ganges. In München haben klinische Wissenschaftler eine »Rückenmaus« entwickelt, mit deren Hilfe alle wichtigen Meßdaten der Körperhaltung und Muskelspannung elektronisch gespeichert werden. Auf diese Weise möchte man jedem einzelnen Rückenschmerzpatienten Computer-unterstützt helfen.

## 5. *Übungsprogramm*

Selbsthilfevereinigungen

Die hier zeichnerisch dargestellten Grundübungen sollen nur Anregung für eigene Aktivitäten sein; sie beanspruchen keine Vollständigkeit und sind auch nicht für jedermann in gleicher Weise geeignet. Nach dem Motto »Wer rastet, der rostet« bieten zahlreiche Pharmafirmen, die Medikamente gegen Beschwerden des Bewegungsapparats herstellen, vernünftige Übungsanleitungen und Übungshefte an. Ebenso gibt es gerade auch für Laien zahlreiche einschlägige Literatur auf dem Markt. Selbsthilfevereinigungen wider den Rückenschmerz und gezielte Programme von Sportvereinen und Fitneß-Centern sollte man sich als Betroffener einmal zur Information ansehen.

## *Einige Grundübungen*

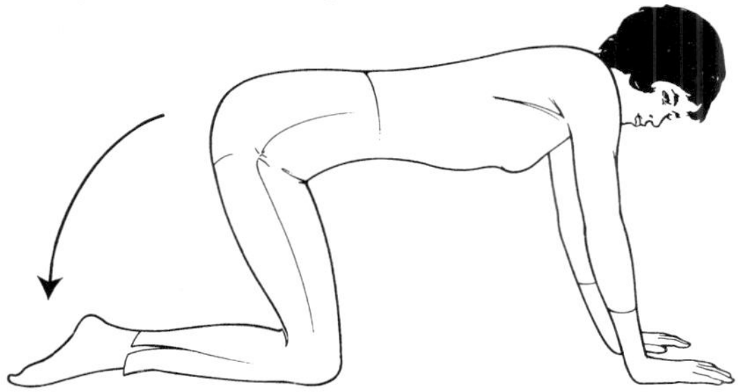

*Aus der Hockestellung auf die Fersen setzen, die Hände am Boden lassen. Beim Setzen tief einatmen, beim Hochkommen ausatmen*

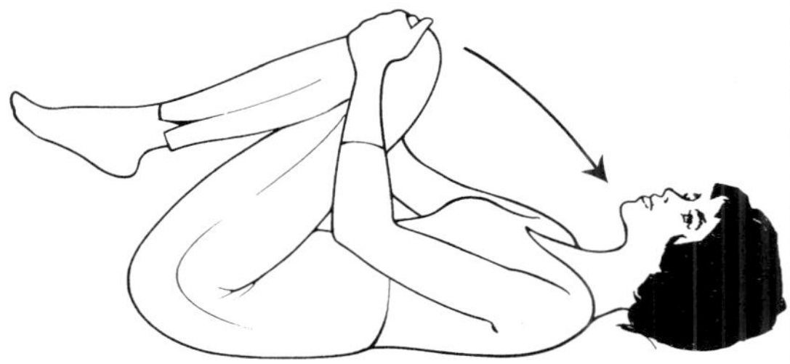

*Die Knie mit den Händen hochziehen, Schultern bleiben am Boden, der Kopf wird nicht angehoben; ausatmen beim Hochziehen der Knie, einatmen beim Lockern*

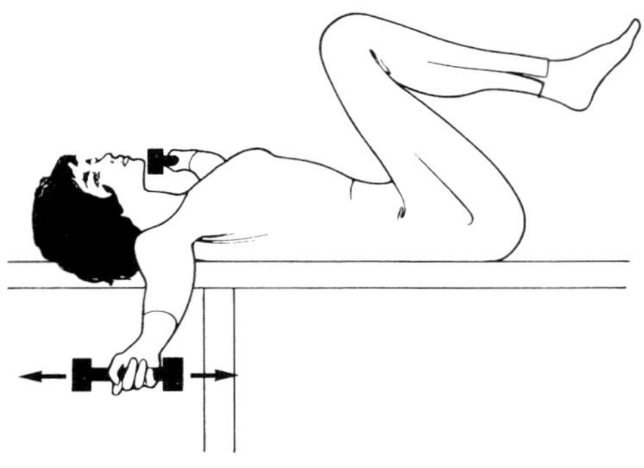

*Knie zur Brust hochziehen, dabei flach mit dem Rücken liegenbleiben. Arme zur Seite strecken, evtl. mit Hanteln oder sonstigen Gewichten. Einatmen beim Strecken der Arme nach seitlich und hinten, ausatmen beim Zurückführen. Übung kann auch flach auf dem Boden durchgeführt werden, den die Hände nicht berühren dürfen*

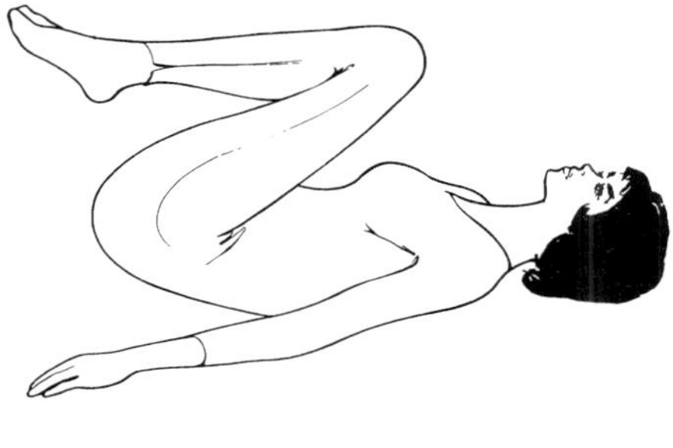

*Knie abwechselnd strecken, möglichst in gebeugter, zum Brustkorb hochgezogener Position, um die Dehnung der hinteren Beinmuskeln zu fördern. Diese ist hauptsächlich in den Kniekehlen zu spüren*

*Auf den Fersen sitzend, Hände nach vorn flach über den Boden schieben, dabei einatmen. Beim Ausatmen Oberkörper und Arme senkrecht heben. Dabei auf den Fersen sitzenbleiben!*

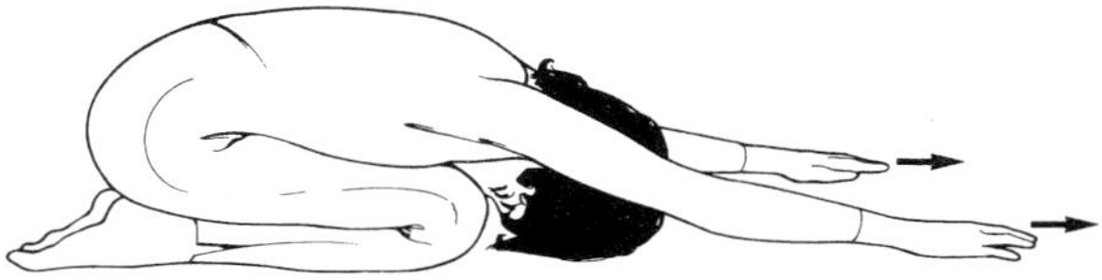

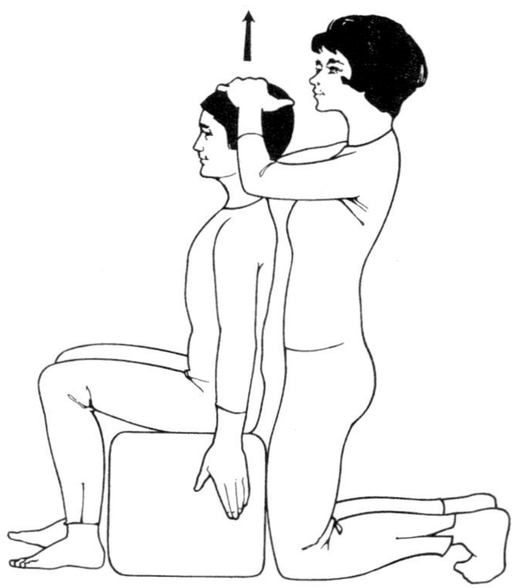

*Stärkung der Rückenmuskeln: Im Sitzen sich nach oben strecken, gegen Widerstand*

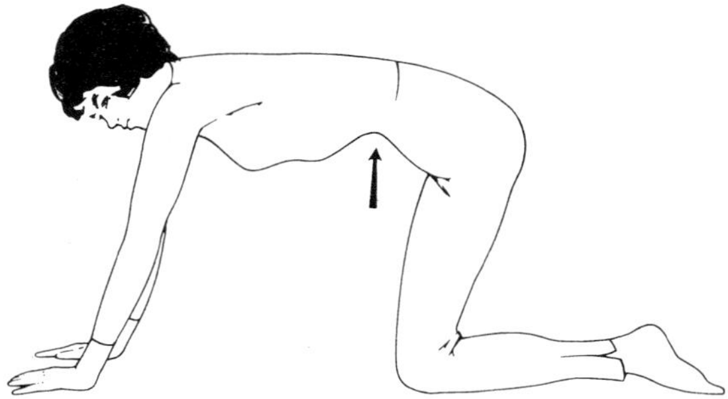

*Stärkung der queren Bauchmuskulatur durch kräftiges Baucheinziehen*

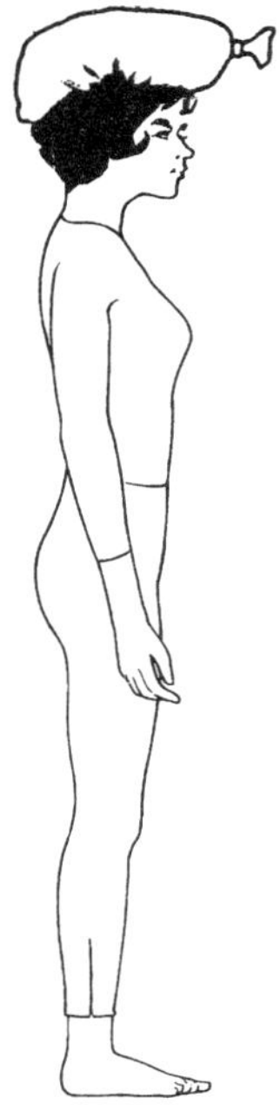

*Aufrecht gehen mit einem Gewicht auf dem Kopf*

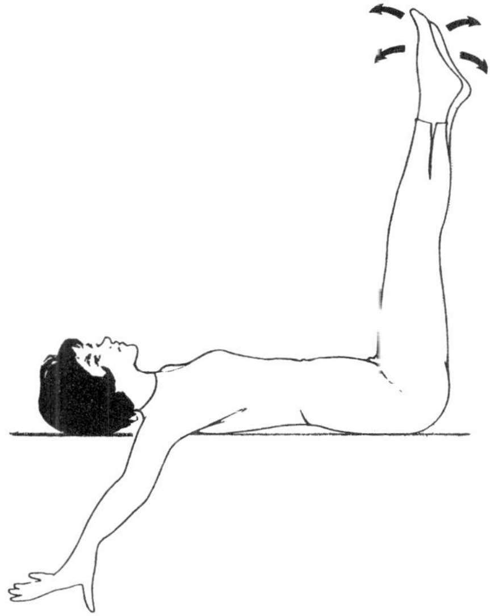

*Bei angehobenen Beinen Kreise oder Figuren in die Luft zeichnen*

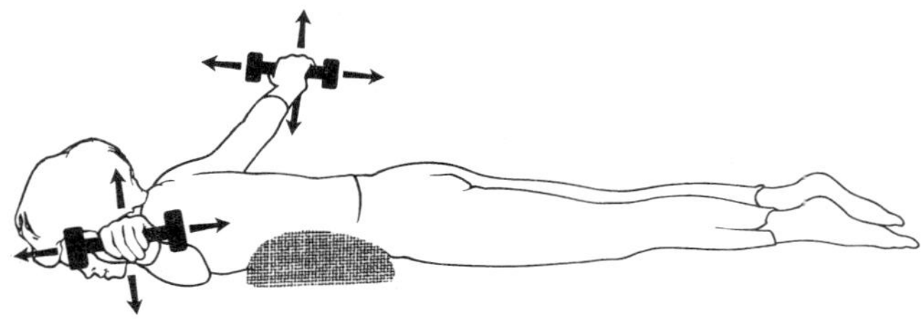

*Kissen unter dem Bauch, Arme heben und nach vorn bringen, dabei einatmen. Ausatmen beim Zurückführen. Erschwert wird die Übung durch Hanteln in den Händen*

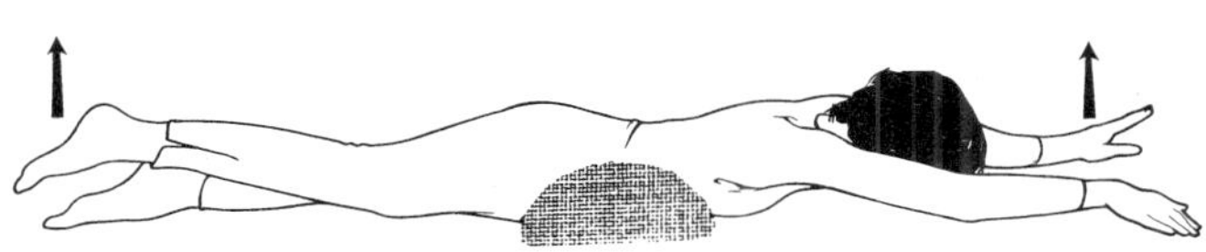

*Bei angezogenem Kinn einen Arm und das entgegengesetzte Bein anheben. Ausatmen und locker lassen. Der Kopf bleibt ständig am Boden, das Bein wird nicht zu hoch gehoben*

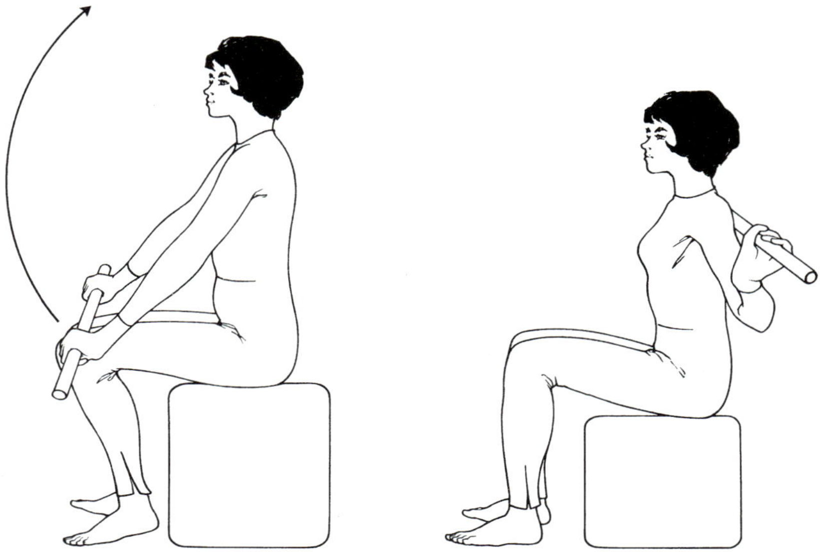

*Beim Einatmen Arme mit dem Stab heben und den Stab hinter den Rücken führen, ohne den Kopf vorzubeugen. Ausatmen beim Zurückführen*

## 6. Wärme- und Kältebehandlung

**Entgegengesetzte Ratschläge**

**Baden und Saunen**

Über das Problem der Wärme- oder Kälteanwendung bei Schmerzen wird immer wieder diskutiert. Häufig werden völlig entgegengesetzte Ratschläge erteilt. In meiner fast 30jährigen Praxis habe ich immer wieder festgestellt, daß die Wärmeapplikation durch den Laien in den allermeisten Fällen nicht falsch war. Sehr empfohlen werden können nicht übermäßig heiße Bäder, Sauna oder Dampfbäder. Wer leicht friert, sollte sich in der kalten Jahreszeit wärmer anziehen und nicht nur in Kaninchen-, Katzen- oder Ziegenfelle einhüllen oder Leibbinden, Schals und ähnliches tragen.

! Wer nur bestimmte Körperabschnitte besonders warmhält, bei dem verliert die Haut im ständig überwärmten Bereich ihre Reaktionsfähigkeit auf Wärme- und Kältereize. Ein solcher Hautabschnitt, der gewissermaßen durch Wärme verweichlicht wurde, antwortet auf kleinste Unterkühlung (Zugluft, die man kaum merkt) mit Reaktionen, die zu Migräne, Trigeminus- oder Interkostalneuralgie bis hin zum Hexenschuß führen können. Wenn Sie einzelne Körperteile derart verpacken, dürfen Sie sich dann nicht darüber wundern.

Dagegen sind die körperliche Überwärmung unter der Dusche, der Übergang zu Wechselduschen mit kurzen kräftigen Kaltgüssen, der Saunagang und Spazierengehen bei jedem Wetter (natürlich richtig warm angezogen) wesentlich vernünftiger; dadurch werden die Voraussetzungen für eine schmerzheilende Behandlung geschaffen.

Kalte Güsse

Selbstverständlich ist die richtige Wärmeanwendung am richtigen Ort wichtig. Wärme weitet die Gefäße, steigert ihre Durchblutung, fördert die Gewebeernährung. Es wird besser Gelenkflüssigkeit gebildet, und Gelenkknorpel, aber auch Meniskus und Bandscheiben werden besser ernährt. Es spielt keine entscheidende Rolle, welche Art von Wärme angewendet wird – Hauptsache sie wird richtig und lange genug eingesetzt: Moor-, Fango-, Lehmpackungen, Kartoffelbrei, Heusack, heißer Quark, Rotlicht, Heizkissen oder Wärmflasche kommen in Frage. Wärmeträger, die die Wärme besonders lange halten, sind Moor, Fango, Kartoffelbrei, Quark und Heusack. Sie kühlen nicht so rasch aus wie eine Wärmflasche. Schließlich sollte der Vorteil des Heizkissens, das Wärme konstant abgibt, nicht vergessen werden. Bei allen Wärmequellen sollte man darauf achten, sie nur im entspannten Liegen anzuwenden, sie aber vor dem Einschlafen zu entfernen!

Packungen

Kühlen wird man vor allem dann, wenn die lokale Gewebeüberwärmung Ausdruck eines (begleitenden) Entzündungsprozesses ist. Die eigentliche medizinische Kältebehandlung (Kryotherapie) gehört nicht in Laienhand, da hier mit Temperaturen zwischen –110 und –130 °C gearbeitet wird und bei unsachgemäßer Anwendung Erfrierungen drohen!

Entzündung kühlen

## 7. Lebensgewohnheiten

Die Wirbelsäule ist von Natur aus in der Sagittalrichtung verbogen. Wenn man sich auf eine sehr harte Unterlage legt, gleicht sich die Wirbelsäule nur zum Teil aus. Der »Rest der Verbiegungen« hängt frei im Raum. Schläft man auf einer brettharten Matratze, braucht man sich nicht zu wundern, wenn es zu einem Wirbelsäulensyndrom kommt. Natürlich muß die Unterlage zum Liegen fest sein und darf vor allem am schwersten Körperpunkt, im Gesäßbereich, nicht durchhängen.

Matratzenhärte

Viele morgendliche Wirbelsäulenschmerzen haben ihre Ursache in falscher Schlafhygiene. Selbst eine Wasserbettmatratze wird man erst einmal testen müssen. Menschen, die ein besonders breites Becken, aber eine relativ schmale Taille haben, können versuchen, ein dünnes Kissen unter die Taille zu legen, um das Durchbiegen der Wirbelsäule in Rücken- oder Seitlage zu verhindern. Einige Abbildungen zeigen, welch unterschiedliche Lagen beim seitlichen Schlafen bestehen. Nicht umsonst gilt: Man schläft so gut, wie man sich bettet.

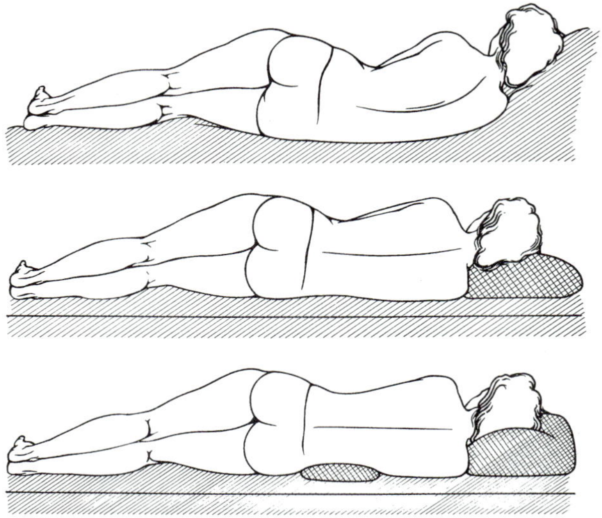


*a) Schlechte Schlafhaltung mit durchhängender Wirbelsäule; b) Eine feste, nicht zu harte Matratze oder als Notlösung ein Brett unter der Matratze ermöglichen eine günstige Position der Wirbelsäule beim Schlafen; c) Bei Frauen mit enger Taille und breitem Becken läßt sich eine ungünstige Belastung der Wirbelsäule durch ein untergelegtes Kissen oder eine weiche Rolle vermeiden*

Der alte Vorschlag, sich im Bett auf ein hartes Brett zu legen, geht darauf zurück, daß Betten mit Sprungfedermatratzen oder durchgelegenen Matratzen besonders dann rückenschädlich waren, wenn ein Schmerzgeplagter mit hohem Körpergewicht die Sprungfedern bzw. Matratzen vor allem im Gesäßbereich zusammendrückte. Dadurch entstand eine Delle, in die der ganze Körper hineinrutschte und sich unphysiologisch verbog. Man kann sich gut vorstellen, daß es zu zusätzlichen Beschwerden kommen muß, wenn das Gefüge der Wirbelsäule gelockert ist.

**Unphysiologische Verbiegung**

Heute besteht die Möglichkeit, das Bett vor dem Kauf auszuprobieren. Vom Bettgestell über moderne Federrahmen bis hin zu den unterschiedlichsten Matratzen – von weich bis ganz fest gefedert – kann man wählen. Auch das Bettuntergestell und Luxusfederkernmatratzen sollen den liegenden Körper möglichst »orthopädisch« abstützen.

**!** Die immer bequemer werdende Lebensweise und die eingeschränkte körperliche Bewegung sind verhängnisvolle Erscheinungen, die zu Zivilisationskrankheiten führen, an deren Spitze die Bandscheibenschäden stehen. Ein nicht trainierter und nicht täglich belasteter Körper ist eben nicht den Anforderungen des Alltags gewachsen. Dazu gehört auch, daß man Treppen steigt und herabgeht und nicht den Fahrstuhl benutzt. Kleine Einkäufe um die Ecke erledigt man zu Fuß, fährt mit dem Rad und nimmt nicht gleich das Auto. Wer viel mit dem Pkw unterwegs sein muß, sollte sich angewöhnen, in regelmäßigen Abständen auf einen Parkplatz zu fahren und dort einige Entspannungs- und Bewegungsübungen durchzuführen, um für die nächsten Kilometer fit zu sein.

## 8. *Die Stufenbett-Lagerung*

Unter Stufenbett-Lagerung versteht man eine besondere Rückenlage in Schonhaltung, um die verkrampfte Rückenmuskulatur zu entlasten und zu lockern. Bei dieser Lage wird auch die untere Wirbelsäule etwas gestreckt. Schon als Rückengesunder empfindet man zeitweises Liegen auf dem Rücken mit etwas angezogenen und im Hüft- und Kniegelenk angewinkelten Beinen als angenehm. Der erhöhte Tonus der Rückenstreckermuskeln vermindert sich. Zusätzliche Wärmeanwendungen erhöhen diesen Effekt. Die Schmerzen werden gelindert (Wärmeanalgesie) und die Muskeldurchblutung verbessert.

**Wärmeanalgesie**

Die Frau eines neuen Patienten bat mich um einen Hausbesuch. Ihr Mann liege vor dem Sofa auf dem Rücken und könne sich kaum noch bewegen. Als ich zu ihm kam, stöhnte er, ihn habe »die Hexe geschossen«. Wegen seiner starken Rückenschmerzen mit Ausstrahlung in die Beine konnte er nicht aufstehen. Auch wenn der Arzt Medikamente verabreicht und Spritzen gibt, braucht es immer eine ganze Weile, bis der größte Schmerz abgeklungen ist. Der Patient wurde so gelagert, daß seine Beine auf der Sitzfläche des Sofas, vor dem er gelegen hatte, mit den Unterschenkeln auflagen – Stufenlagerung: Rückenlage, Oberschenkel möglichst senkrecht in die Höhe, Unterschenkel möglichst waagerecht aufgelegt. In diesem Zickzack verhielt sich der Patient zunächst 20–30 Minuten ruhig, bis der Schmerz so weit nachgelassen hatte, daß er sich aufrichten und aufs Sofa legen konnte.

**Aufstehen unmöglich**

! Die Stufenbett-Lagerung besteht also darin, eine geeignete stufenartige Unterlage zu finden, auf der man die Unterschenkel möglichst waagerecht und weich auflegen kann. Ob Sie sich eine solche Stufe aus Kissen, Koffern o.a. selbst zusammenstellen oder sich wie beschrieben vor ihr Sofa legen, ist gleichgültig. Verschiedene Firmen bieten auch derartige Lagerungsstufen in unterschiedlichster Ausführung bis hin zu aufblasbaren Kissen an. Stets soll erreicht werden, die unteren Wirbelsäulenabschnitte durch die Stufenbett-Lagerung zu entlasten und die Rückenmuskeln zu entspannen.

## 9. *Kranke Füße, kranker Rücken*

In der westlichen Bevölkerung gibt es nur noch wenige Menschen, die wirklich gesunde Füße besitzen. Was da alles diagnostiziert wird: Spreizfuß, Knickfuß, Senkfuß (Plattfuß), Senk-Spreizfuß, Hohlfuß, Fersensporn, Ballen usw., usw. Die Straßen sind hart, viel zu hart! Wir müßten deshalb Schuhe mit weichen und elastischen Sohlen tragen, damit der Fuß richtig abrollen kann. Ein federnder Absatz wäre sinnvoll. Vor allem aber muß der Schuh auch passen und den Fuß richtig umschließen, darf nicht einengen und schon gar nicht drücken. 45% aller Kinder tragen falsches Schuhwerk. Mehr als 50% der Deutschen über 19 Jahre leiden an Fußdeformierungen. Sie alle sind Anwärter auf Bandscheibenschäden!

**Die Füße abrollen**

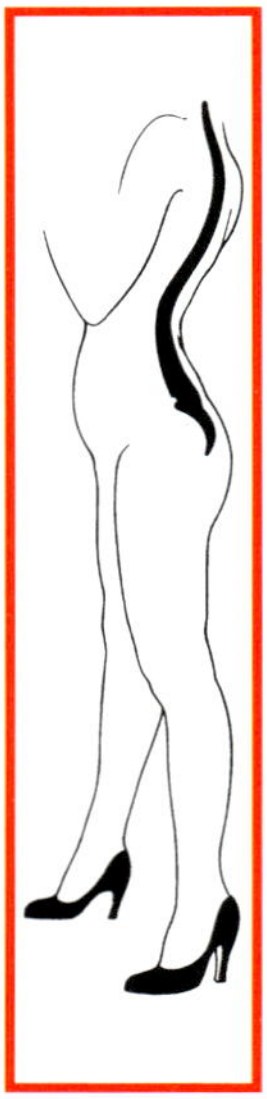

*Hohe Absätze verstärken die Hohlkreuzhaltung der Lendenwirbelsäule und verschlimmern die bestehenden Rückenschmerzen*

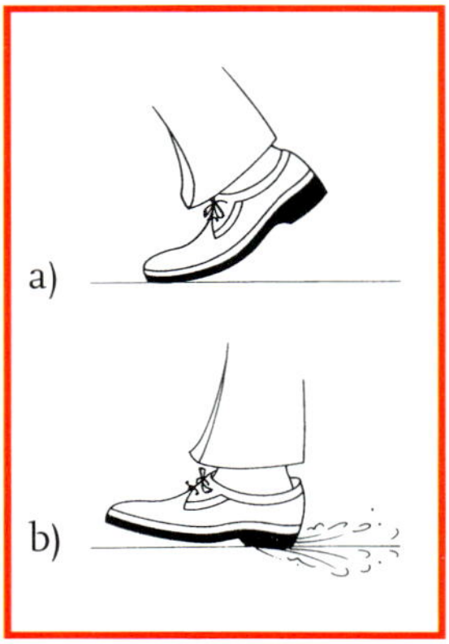


***a) Schuhsohlen müssen weich und elastisch sein, damit der Fuß vom Boden abgedrückt werden kann; b) Sie müssen fest am Fuß sitzen, weil sonst der Fuß gezwungen wird, die Schuhe festzuhalten***

**!** Wer Schuhe mit hohen Absätzen trägt, kann den Fuß nicht mehr richtig abrollen, trippelt. Durch das Tragen hochhackiger Schuhe verkürzt sich die Achillessehne an der Rückseite des Unterschenkels. Die vorderen Weichteile des Beines werden gedehnt und nach unten gezogen. Dadurch stellt sich das Becken schräg abwärts und verändert die untere Wirbelsäule zum Hohlkreuz. Es ist nur eine Frage der Zeit, wann sich daraus Bandscheibenschäden entwickeln.

**Plateau-Schuhe**

Uralt ist die Mode, mit hohen, dicken Sohlen an den Schuhen herumzulaufen. Immer wieder findet es vor allem die Jugend schick, mit »Kloben« an den Füßen herumzustaken. 8 – 12 cm hohe Sohlen habe ich im Schuhgeschäft gemessen! Damit kann kein Mensch vernünftig, also physiologisch gehen. Schon vor über 2000 Jahren gab es Plateau- oder »Brikettschuhe«. Sie erfüllten einen praktischen Zweck: Sie wurden unter die Füße gebunden, um durch den Schmutz auf den unbefestigten Straßen zu kommen! Im Altertum gehörten sie zum Kostüm der Schauspieler in griechischen Tragödien, um größer zu erscheinen.

## *10. Kleidung*

**Bewegungen nicht behindern**

Richtige Kleidung darf nicht einengen und muß einen gesunden Bewegungsablauf erlauben. Wollte man Ärzte unter medizinischen Gesichtspunkten die Mode bestimmen lassen, müßten z.B. die Männer so gekleidet sein, wie früher die kleinen Jungen: die Hose mit Knöpfen am Hemd befestigt, das Hemd weit und mit offenem Kragen. Die Frauen sollten weite, luftige Kleider tragen, was durchaus modernen Modeansprüchen gerecht würde.

**Jeans**

Nach jahrzehntelangem Einzwängen in zu enge Bekleidung – man denke nur an die Jeans – scheint wieder einmal die superenge Mode nicht mehr »in« zu sein. Wissenschaftliche Untersuchungen in den USA ergaben, daß zu enge Hosen untere Bereiche der Wirbelsäule, aber auch die Hüftgelenke zum Teil hochgradig schädigen – und dies in einem Alter, in dem man es nicht erwartet hätte!

## *11. Arbeitsplatzbedingungen*

Nicht nur zu Hause, sondern auch am Arbeitsplatz sollte der sitzend Tätige eine gebeugte Körperhaltung ebenso meiden wie ein im Rücken überstrecktes Sitzen ohne Rückenlehne. Heute gibt es orthopädisch gut geformte Bürosessel mit verstellbarer Rückenlehne, alles elegant gestylt und gut abgefedert.

**Vollintegrierte Arbeitsplätze**

Es geht aber nicht darum, die allerbequemste Körperhaltung für die sitzende Tätigkeit bei der Arbeit einzunehmen. Sog. vollintegrierte Arbeitsplätze sind nur aus theoretischer Sicht der Ergonomie diskussionswürdig. In den Industrieländern arbeiten rund drei Viertel aller Arbeitnehmer im Bürobereich, d.h. auch, den größten Teil des Tages verbringen sie im Sitzen. Schon frühzeitig untersuchte man sitzend Tätige, von denen rund

- 61% an Kreuzschmerzen,
- 28% an Kopfschmerzen und Schulter-Nacken-Schmerzen sowie
- 15% an Schmerzen im BWS-Bereich litten.

Aber nicht nur im Büro sitzen arbeitende Menschen. Frühere Recherchen ergaben, daß in Fabriken Tätigkeiten an Stanzen und Pressen im Stehen oder Sitzen durchgeführt werden und rund 40% der Sitzgelegenheiten nicht den damaligen Vorschriften entsprachen. *E. Grandjean*, Züricher Arbeitsphysiologe, stellte in seiner Studie »Sitzen Sie

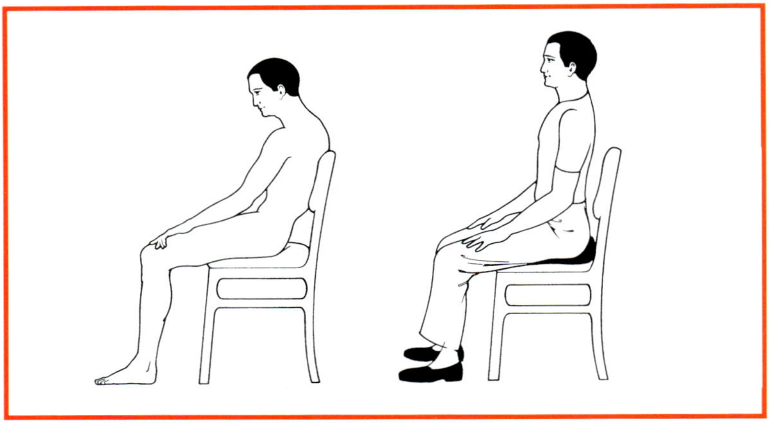

*Auch sitzen sollten Sie mit gestrecktem Rücken, nicht lässig wie in der linken Abbildung*

**Erschlaffung der Bauchmuskulatur, Rundrücken**

richtig?« fest: Durch langes Sitzen erschlafft die Bauchmuskulatur mehr und mehr und bildet sich ein Rundrücken heraus, der nicht mehr zu beheben ist. Da kann es nicht verwundern, daß die Hälfte der Frühinvaliden wegen Bandscheibenschäden berentet wird.

Doch nicht nur falsches Sitzen am Arbeitsplatz macht der Wirbelsäule und den Bandscheiben zu schaffen. Eine ungünstige Körperstellung an zu niedrigen Arbeitstischen oder Maschinen führt zum gleichen Problem. Die verkrampfte Körperhaltung verursacht Muskelverspannungen bis hin zu Muskelknoten und Bandscheibenschäden. Die ungünstige Körperhaltung bei der Arbeit an großen Maschinen wird in ihrer negativen Auswirkung noch dadurch verstärkt, daß bei monotonem Arbeitsablauf ständig unphysiologische Drehbewegungen in der Wirbelsäule erfolgen.

**Unnatürliche Drehbewegungen**

## 12. *Hausfrauenarbeit*

Politik, Gewerkschaft, Berufsgenossenschaft und Medizin bemühen sich um »gesunde Arbeitsplätze«. Über die schädlichen Belastungen, besonders der Wirbelsäule, am Arbeitsplatz der Hausfrau macht sich anscheinend niemand Gedanken! Auch zu Hause können die Arbeitsflächen so niedrig sein, daß man nur in gebeugter Haltung davor steht. Spülbecken und Waschbecken sind häufig zu tief angebracht. Erstaunlich, wie wenig Innenarchitekten daran denken, auch für die Hausfrau gesundheitsgerechte Arbeitsplätze zu entwickeln!

Im Folgenden ein paar Worte zu einigen Tätigkeiten im Haushalt:

*Wäschewaschen:* Beim Heben und Tragen von Lasten – auch des vollen Wäschekorbs – muß der Rücken gerade sein. Die Wäscheleine sollte nicht zu hoch und nicht zu tief angebracht sein. Hängt sie zu hoch, muß man sich beim Aufhängen der nassen, also schwereren Wäsche überstrecken. Dadurch überlordosiert sich die Wirbelsäule. Bei häufiger Wiederholung derartiger Bewegungen folgen den statisch-dynamischen Überlastungen bald Rückenschmerzen.

Nasse Wäsche ist schwer!

*Bügeln:* Eine Mutter sollte jedem Kind das Wäschebügeln beibringen, damit es weiß, wie anstrengend diese anscheinend leichte Tätigkeit tatsächlich ist. Beim langen Stehen werden Beine und untere Wirbelsäule besonders beansprucht. Verschiedene, z.T. recht unphysiologische Bewegungen der Arme, Schultern und der oberen Wirbelsäule lassen rasch ermüden. Um so wichtiger ist es, sich beim Bügeln auf eine geeignete Sitzgelegenheit in richtiger Höhe und mit kleiner Rückenlehne zu setzen. Es gibt nicht nur Drehhocker, sondern auch Arbeitssitze, auf denen man sich halb sitzend, halb stehend abstützen kann. Auf jeden Fall ist es wichtig, besonders bei längerdauernder Arbeit zwischen sitzender und stehender Tätigkeit zu wechseln.

Beim Bügeln sitzen

*Saubermachen:* Staubsauger, Besen oder Wischer haben oft einen zu kurzen Stiel, weshalb die Hausfrau in halb gebückter Stellung arbeiten muß. Kein Wunder, daß sie dann abends über ihre Bandscheiben klagt! Wenn etwas Schweres getragen werden muß, dann nicht einseitig, wodurch sich die Wirbelsäule skoliotisch verbiegt und die Bandscheiben zusätzlich geschädigt werden.

Zu kurze Stiele

*Einkaufen:* Gut, daß heute sämtliche großen Läden Einkaufswagen zur Verfügung stellen. Das einseitige Schleppen voller Einkaufstaschen verursacht der Hausfrau Rückenschmerzen. Sie benutzt möglicherweise auch nur eine Tasche, statt zum Einkauf zwei davon mitzunehmen. Den Einkauf sollte man auf beide Seiten verteilen; das hält die Wirbelsäule gerade und entlastet sie von skoliotischen Verkrümmungen.

Schwere Einkaufstaschen

Diese wenigen Beispiele zeigen, daß es im täglichen Leben nicht nur am Arbeitsplatz viele Möglichkeiten gibt, Wirbelsäule und Bandscheiben zu schädigen. Man kann aber auch vorsorglich einiges tun bzw. unterlassen, um sich möglichst lange »wirbelsäulengesund« zu halten.

## Spezielle Behandlungen bei akutem Wirbelsäulenleiden

Wenn unsere Bemühungen einer sorgfältigen Vorsorge nicht mehr ausreichen, wird ärztliche Therapie notwendig.

## *Akute Lumbago*

Unter akuter Lumbago versteht man plötzlich auftretende Schmerzen im LWS-Bereich in Ruhe und bei jeder kleinsten Bewegung. Sie führen bis zur Bewegungsunfähigkeit und zu oft grotesker Fehlhaltung des Körpers. Die Muskulatur ist schmerzhaft und bretthart verspannt. Selbst leichtes Husten oder Niesen werden vermieden. Für den Begriff Lumbago sind auch die Bezeichnungen Hexenschuß, Lumbalgie, Ischialgie, Lumbo-Ischialgie oder LWS-Syndrom gebräuchlich.

*1. Was kann man tun, wenn »nichts mehr geht« und (noch) kein Arzt erreicht wurde?*

**ASS**

**Überwärmungsbad**

- Als erstes nehmen Sie 1 – 2 Tabletten eines Antirheumatikums – auch Azetylsalizylsäure (ASS) kann helfen – und spülen sie mit einer großen Tasse sehr warmem Tee hinunter. Etwa eine halbe Stunde später setzen Sie sich in ein Überwärmungsbad, das so warm sein sollte, wie Sie es aushalten können. Im warmen Wasser versuchen Sie, sich »nach Art einer ägyptischen Bauchtänzerin« zu bewegen: Sie kreisen das Becken, bewegen so viel wie möglich die Lendenwirbelsäule und beugen sich leicht nach vorn, nach hinten und nach beiden Seiten.

**Rheumasalbe**

- Meist kann man sich jetzt schon wieder etwas besser bewegen. Vorsichtshalber lassen Sie sich aus dem Bad helfen. Der Helfer kann nun mit einer antirheumatischen Salbe oder Flüssigkeit eine leichte Streichmassage durchführen. Nicht jeder verträgt aber eine Salbe. Wenn sie hyperämisierend wirkt, weil sie die Hautgefäße kräftig weitet, kann es sehr jucken.

**Sich hochziehen**

- Wenn es Ihnen besser geht, Sie sich auch schon mehr bewegen können, dann sollten Sie sich an einem Querbalken oder Trapez hochzuziehen versuchen. Im Wechsel zwischen Hochziehen und Durchfallenlassen werden die Wirbelsäule etwas gestreckt und der Rücken gelockert. Diese Übung soll man so oft wie möglich wiederholen. Wer von den Rückengeplagten noch keinen Querbalken, kein Trapez oder wandmontiertes Klettergerüst hat, für den wird es jetzt höchste Zeit, sich so etwas anzuschaffen.
- Nachdem Sie sich lange genug ausgeruht und entspannt haben (eventuell auch mit dem Rücken auf einem Heizkissen, Einstellstufe 1), sollten Sie das Hochziehen und Hängenlassen im Wechsel nach etwa sechs Stunden wiederholen.

*2. Am besten ist es natürlich, umgehend einen Orthopäden mit Erfahrung in der speziellen Wirbelsäulenbehandlung aufzusuchen.*

Aber das geht meist nicht! Wegen der starken Schmerzen und der damit verbundenen erheblichen Bewegungseinschränkung liegt man für gewöhnlich im Bett oder auf dem Sofa. Ich wurde mehrmals zu Patienten gerufen, die auf dem Fußboden ihrer Wohnung lagen, weil sie sich vor Schmerzen praktisch nicht mehr rühren konnten. Was unternimmt dann der Arzt?

**Spritzen**

- Zunächst muß die Rückenmuskulatur entspannt werden. Dazu geeignet sind lokal betäubende Einspritzungen, z.B. die Neuraltherapie nach Huneke, tiefe Lokalanästhesie, im Extremfall auch Kurznarkosen. Von denen rate ich allerdings ab. In über 30 Jahren Praxistätigkeit habe ich sie nie für erforderlich gehalten.
- Sympathikus-Blockade mit geeigneten lokalen Betäubungsmitteln in den betroffenen Wirbelsäulensegmenten.
- Infiltration der verspannten Muskulatur meist einseitig, gelegentlich auch beidseitig mit lokalen Betäubungsmitteln. Hier sei erwähnt, daß es Mediziner gibt, die darauf schwören, beste Behandlungserfolge mit Einspritzungen von steriler physiologischer Kochsalzlösung zu haben. Oberstes Prinzip jeder Behandlung muß sein: Nil nocere, nicht schaden!
- Einspritzung eines sog. Rheumamittels – entweder ohne Cortison (nicht-steroidale Antirheumatika = NSAR) oder in Kombination mit einem Cortisonpräparat, was in der akuten Krankheitsphase mit am besten und am schnellsten wirkt.

**NSAR**

## *Akutes Lumbago-Ischias-Syndrom*

Bei diesem Syndrom treten plötzlich heftige Schmerzen in der Rückenpartie auf, die an der Rückseite des Beines, oft bis in die Zehen ausstrahlen. Die starken Kreuzschmerzen verspannen die Muskulatur und versteifen das Kreuz. Manchmal treten auch nur geringfügige Kreuzschmerzen auf.

**Bis in die Zehen …**

1. *Was können Sie tun, wenn Sie zunächst keinen Arzt erreichen?* Dann helfen Sie sich, wie bei der akuten Lumbago bereits beschrieben:

- Schmerzlinderndes Mittel und Überwärmungsbad.
- Einreibung und Streichmassage mit einer antirheumatischen Salbe oder Lotio.
- Hängegymnastik an einer Querstange, einem Trapez oder der Sprossenwand.
- Tägliches Schwimmen.

2. *Es gilt dasselbe wie bei akuter Lumbago.* Lassen Sie sich möglichst bald von einem erfahrenen Wirbelsäulentherapeuten helfen:

- Manuelle Behandlung wie bei der akuten Lumbago.
- Der Arzt kann eine Sympathikus-Blockade oder Periduralanästhesie auf der betroffenen Seite mit einem schwach konzentrierten lokalen Betäubungsmittel durchführen.
- Der Arzt spritzt ein Antirheumatikum – eventuell mit Cortison gemischt.
- Besteht nur scheinbar ein Ischias-Syndrom und handelt es sich vielmehr eindeutig um Durchblutungsstörungen im Bein, kann man in die Oberschenkelarterie (Arteria femoralis) ein durchblutungsförderndes Mittel einspritzen, wodurch oft eine schlagartige Besserung der Beschwerden eintritt.

**Blutfluß forcieren**

## »Erblicher« Ischias

Es wäre schlimm um unsere Beweglichkeit bestellt, wenn wir keinen Ischiasnerv (Nervus ischiadicus) besäßen. Er ist der »Stammvater« des Großteils aller Beinnerven, die erst die Beweglichkeit unserer Beinmuskeln ermöglichen.

**Ein Gen, das zu Lumbago führt?**

Wie man Mitte 1999 lesen konnte, sollen Ischiasschmerzen genetisch bedingt sein. Rund 10% der Ischiaspatienten bekommen die Veranlagung eines lumbalen Bandscheibenvorfalls, der den Ischiasschmerz auslöst, in die Wiege gelegt – so jedenfalls ein finnisches Forscherteam nach Untersuchungen an 157 betroffenen Landsleuten. Ein bestimmtes Gen sei verändert, das einen Eiweißstoff, Kollagen IX (eine Art Knorpelleim), herstellt. Dieses Produkt ist für die Festigkeit und Elastizität des Bandscheibengewebes verantwortlich. Wenn es nicht in genügender Menge produziert wird, treten Probleme mit der Bandscheibe auf. Sie verschleißt früher als normal oder zerreißt. Das Ergebnis sind Rückenschmerzen und bandscheibenbedingter »Ischias«.

**Begriff Spontanheilung**

Heilt »der Ischias« von allein? Der LWS-Bandscheibenprolaps drückt auf die Wurzeln des Ischiasnervs. Schmerzen im Rücken und am Bein treten auf. Läßt aber der Druck auf die Bandscheibe nach, kann das hervorgequollene Material wieder zurückweichen: Der gequetschte Nerv wird entlastet, der Schmerz läßt nach. Man spricht von »Spontanheilung« eines Prolaps vor allem dann, wenn die Beschwerdefreiheit langfristig anhält. So mancher Patient ist auch ohne Operation wieder schmerzfrei geworden. Deshalb muß immer wieder darauf hingewiesen werden, sehr zurückhaltend mit dem Entschluß zur Operation zu sein!

Die Ausnahme von dieser Regel: Ein Chirurg soll sofort operieren, wenn eine Muskellähmung, z.B. des Fußhebers (Peronäuslähmung), oder ein sog. Cauda-Conus-Syndrom mit Lähmung der Harnblasen- und Enddarmmuskeln eingetreten ist. Störungen der Hautempfindung an den Innenseiten der Beine allein, als Reithosen-Anästhesie bekannt, sollten dagegen nicht zum Skalpell greifen lassen! Eines darf man nicht vergessen: Nervenfasern besitzen eine erstaunlich große Regenerationskraft. Auch die Peronäuslähmung kann sich gelegentlich spontan zurückbilden.

Horrende Krankheitskosten

Jährlich verursachen Rückenprobleme in Deutschland Kosten in Höhe von ca. 34 Milliarden Mark. 70% davon entfallen auf die Arbeitsausfälle. Nur etwa 10% der Rückenkranken verursachen 80% der gesamten Krankheitskosten! Fast alles, was zur Behandlung eingesetzt wird, wirkt – zumindest vorübergehend. Aber 90% aller Rückenprobleme verschwinden von selbst. Jeder Arzt, der Rückenschmerzen behandelt, kann daher eine hohe Rate scheinbarer »therapeutischer Erfolge« aufweisen.

! Der Göttinger Schmerztherapeut *Prof. Dr. J. Hildebrandt* meint: Streß, geistige Überforderung und prädisponierende somatische Faktoren lösen den Schmerz als Körperreaktion an der Wirbelsäule aus. Rückenschmerzen sind Ausdruck der eigenen Unzufriedenheit mit uns selbst und mit der sozialen Umgebung. Die psychosomatischen und psychosozialen Komponenten beim Problem Kreuzschmerz lassen sich durch Röntgenaufnahmen nicht lösen. Einer anderen Meinung zufolge liegt nur bei 5% aller Rückenleiden ein echtes Radikulärproblem vor, 1% hat andere Ursachen, und bei 94% aller Rückenpatienten läßt sich die Frage nach der Ursache gar nicht klären!

## *Akute Blockierung der Halswirbelsäule*

Der »Hexenschuß der HWS«, auch »akute Halssteife« genannt, setzt wie die akute Lumbago plötzlich ein und führt zu fast vollständiger Bewegungsunfähigkeit der Halswirbelsäule mit verspannten und schmerzenden Muskeln bei jeder kleinsten Bewegung. Die Verhaltensregeln sind ähnlich schon beschrieben.

1. *Was man selbst tun kann, wurde bereits geschildert:*

- Im Überwärmungsbad vor allem die Halswirbelsäule nach allen Seiten zu bewegen versuchen.

■ Einreibung und leichte Massage besondes der Halsmuskulatur mit entsprechenden Präparaten.

2. *Am besten schnellstmöglich einen Spezialarzt für Wirbelsäulenbehandlung in Anspruch nehmen.* Ihn entweder aufsuchen oder nach Hause bitten. Je eher eine manuelle Behandlung einsetzt, desto früher tritt Beschwerdefreiheit ein, häufig schon in den ersten Stunden, fast schlagartig nach der Therapie. Und was macht der Arzt?

**Stellatum-Blockade**

■ Auch heute noch wird zur Muskelentspannung gern lokal im Sinne der Neuraltherapie nach Huneke vorgegangen. Man kann eine Stellatum-Blockade (Sternganglion-Blockierung) setzen, eventuell sogar eine Kurznarkose für die weitere manuelle Behandlung der Halswirbelsäule geben.

■ Besonders bei schmerzhaften Muskelknoten wird der Arzt in die verspannte Halsmuskulatur entsprechende Medikamente infiltrieren.

■ Oft hilft eine zusätzliche Einspritzung eines psychisch allgemein entspannenden Medikaments in den Gesäßmuskel. Auch hier kann man zusätzlich mit Antirheumatika helfen.

## Spezielle Behandlungen bei chronischem Wirbelsäulenleiden

### *Chronisches LWS-Syndrom mit/ohne Ischiasbeschwerden*

Häufig sind frühmorgens die Schmerzen im LWS-Bereich mit/ohne Ausstrahlung in die Beine am stärksten; manchmal nehmen sie aber auch im Tagesverlauf noch zu. Eigentlich bestehen die Kreuzschmerzen und Ischiasbeschwerden ständig. Oder aber die Schmerzen verschwinden zeitweise und treten dann erneut auf.

1. *Was Sie selbst tun können:*

■ Man kauft sich eine zweckmäßige Matratze, wie bereits beschrieben. Sie darf nicht zu hart und nicht zu weich sein.

**Tägliche Hänge-gymnastik**

■ Wenn sich die Beschwerden im Tagesverlauf verstärken, empfehlen wir gezielte Gymnastik, auch die tägliche »Hängegymnastik«, und allgemeine Maßnahmen zur Kräftigung der Rückenmuskulatur.

■ Ziel jeder Maßnahme muß sein: Die Beschwerden durch viel Bewegung mildern. Ruhigstellung oder längere Schonung ist weitgehend zu unterlassen. Empfehlenswert sind Spazierengehen, Schwimmen, Radfahren, Waldläufe, Gymnastik, Leichtathletiktraining. Aber immer unter Kontrolle und Anleitung durch geschultes Fachpersonal vorgehen!

*2. Auch in diesem Fall wird man natürlich einen Arzt aufsuchen, der gezielte Behandlungen durchführt:*

- Manualtherapie im Sinne der Chiropraktik.
- Periduralanästhesie, Sympathikus-Blockade oder Neuraltherapie nach Huneke.
- Auflösen der Muskelverspannungen durch Spritzen lokaler Betäubungsmittel.
- Verordnung von Antirheumatika in Form von Tabletten oder Spritzen, gelegentlich (besonders am Anfang) auch für wenige Tage ein Cortisonpräparat.
- Besteht eine ausgesprochene Gefügelockerung an der Wirbelsäule, muß auch an eine Versteifungsoperation gedacht werden.

## Chronisches Halswirbelsäulen-Syndrom

Hierbei treten entweder Schmerzen im Nackenbereich auf, oder sie strahlen in die Schulter- und Armpartien aus. Zusätzlich möglich sind Hinterhauptschmerzen (Okzipital-Neuralgien), Migraine cervicale, aber auch Herzsensationen und sogar Oberbauchbeschwerden.

**Herzsensationen**

*1. Was können Sie selbst tun?*

**Nackenrolle**

- Schlafen in Seitlage mit Nackenpolster oder Nackenrolle.
- Gezielte Halswirbelsäulen-Gymnastik, wobei man den Kopf viel bewegt, die Halswirbelsäule rotiert und nach vorn, hinten und seitwärts beugt.
- Auch Sie selbst können sich natürlich eine Salbe, eine Lotio oder ein Gel leicht einmassieren, besonders über den schmerzenden Halsmuskelpartien.

*2. Diese ärztlichen Maßnahmen sind sinnvoll:*

- Manuelle Behandlung der Halswirbelsäule (Chiropraktik).
- Stellatum-Blockade und Infiltrationen in die verspannte Halsmuskulatur mit schwach konzentrierten Lokalanästhetika.
- Nur bei eindeutiger Beteiligung eines Schultergelenks kann man auch Einspritzungen in den entsprechenden Gelenkspalt mit geeigneten Medikamenten vornehmen lassen.
- Leichte Streichmassagen mit einer antirheumatischen Salbe oder Lotio, jedoch keine kräftige Massage und schon gar keine Bindegewebsmassage.
- Antirheumatische Medikamente als Tabletten oder Spritzen.

## *Brustwirbelsäulen-Syndrom*

Hier kommt es zu Schmerzen im Bereich der Brustwirbelsäule, die zwischen die Rippen ausstrahlen und Interkostal-Neuralgie genannt werden. Das kann so weit gehen, daß Schmerzen in der Herz- oder Bauchregion zu falschen Rückschlüssen verleiten. Bei der Untersuchung sind die Dornfortsätze im mittleren Abschnitt der Brustwirbelsäule oft sehr klopfempfindlich.

Falsche Folgerungen

! Auch beim akuten oder chronischen Brustwirbelsäulen-Syndrom entspricht die Behandlung im Prinzip weitgehend dem bereits Gesagten. Allerdings darf hier auf keinen Fall eine Periduralanästhesie durchgeführt werden; das würde zu lebensbedrohlichen Komplikationen führen!

## *Chiropraktik oder Manualtherapie*

Unter Chiropraktik, Manualtherapie oder manueller Therapie versteht man ein besonderes Teilgebiet der Physiotherapie bei der medizinischen Vorsorge, Behandlung und Wiederherstellung. Zur Physiotherapie gehören u.a. auch die verschiedenen Arten von Krankengymnastik, zu der man die Chiropraktik rechnen kann. Bei der Manualtherapie werden bestimmte Griffe angewandt, um Erkrankungen des Bewegungsapparats, zum Teil auch von inneren Organen, zu beheben. Die Chiropraktik ist heute eine schulmedizinisch anerkannte Heilmethode (Chirotherapie). Mit besonderen Handgrifftechniken werden gegeneinander verschobene Wirbelkörper eingerichtet (justiert), um entstandene Einklemmungen im Zwischenwirbelbereich (Subluxationen) zu beseitigen.

Anerkannte Heilmethode

Die Methode der Chiropraktik wurde 1895 in den USA entwickelt. Lange Zeit blieb sie sehr umstritten, vor allem auch deshalb, weil sie in Nordamerika anfangs von einer Art Chiropraktiker-Sekte mit weltanschaulichen und philosophischen Grundlagen betrieben wurde. Hinzu kam, »daß besonders nach 1945 medizinische und halbmedizinische Glücksritter...ohne jegliche Kenntnis von Anatomie, Pathologie oder klinischer Diagnostik hemmungslos an der Wirbelsäule herumgeknackt haben« (*Bernard A. Bäker*). Immer wieder einmal veröffentlichen Fachzeitschriften Berichte über schwerste Schädigungen nach Chiropraktik im HWS-Bereich mit Lähmungen oder sogar Todesfolge.

Berichte über schwerste Schäden

Aufgrund gezielter Ausbildung der interessierten Ärzte und Heilpraktiker haben sich die einst schlimmen Verhältnisse deutlich gebessert. Ärzte – häufig Orthopäden – erwerben durch gezielte Schulungen die Zusatzbezeichnung »Chirotherapie«. Trotzdem bleiben viele andere Ärzte der Methode gegenüber sehr reserviert und skeptisch.

Reserviertheit und Skepsis

Beim Problem der manuellen Wirbelsäulenbehandlung ist noch etwas anderes zu bedenken: Eine große Zahl der Menschen mit Rückenschmerzen besitzt in Wirklichkeit eine gesunde Wirbelsäule. Sie projizieren aber ihre seelischen Wehwehchen auf dieses Organ. Sie sind es, die sich in den Wartezimmern chiropraktisch tätiger Therapeuten versammeln, in der Hoffnung, daß mit der Wirbelsäule auch ihre Seele »eingerenkt« wird.

Seelische Probleme

In Deutschland tauchte zum erstenmal der Begriff der Wirbelblockierung auf. Darunter versteht man eine schmerzhafte Bewegungsaufhebung (Blockierung) eines Wirbelsäulensegments, meist verursacht durch Verkrampfung bestimmter Rückenmuskeln. Unter der Wirbelblockierung versteht man mechanische oder mikromechanische Bewegungsminderungen der Muskulatur, die von der unterschwelligen Beeinträchtigung der Beweglichkeit zwischen zwei Wirbelkörpern bis zur hochschmerzhaften Sperrung reichen können. Die Folgen einer solchen Blockierung eines Wirbelsäulensegments betreffen nicht nur die Beweglichkeit, die Muskelspannung (Muskeltonus), sondern auch Gefäßreaktionen und fast immer das gesamte unwillkürliche (vegetative) Nervensystem. Damit gehen auch Stellungsveränderungen der Wirbel einher, die nicht unfallbedingt zu sein brauchen.

Wirbelblockierung

Die Manualtherapie ist eine Bewegungsbehandlung. Sie lindert in den meisten Fällen Schmerzen, kann oft rasche Schmerzfreiheit erreichen und stellt teilweise oder völlig die normale Wirbelsäulenfunktion wieder her. Manchmal ist es jedoch wünschenswert, wenn zunächst eine gewisse Funktionseinschränkung bestehen bleibt, weil sonst bei übermäßiger Bewegungsfreiheit die Schmerzen wiederkommen und eine erneute Wirbelblockierung eintritt.

So etwas kann man übrigens auch nach einer Bandscheibenoperation wegen Bandscheibenvorfall sehen. Postoperativ besteht für einige Wochen völlige Beschwerdefreiheit. Der Operierte glaubt, er könne die Wirbelsäule wieder wie früher bewegen und belasten. Wenn anschließend erneut ein schmerzhaftes Wirbelsäulensyndrom auftritt, muß man daran denken, daß in dem betroffenen Wirbelsäulengebiet eine krankhafte Gefügelockerung entstanden ist. Das wird zunächst oft nicht erkannt. Sofern eine solche Situation besteht, die immer wieder zu Rückenschmerzen führt, stellt sich die Frage: Soll man das betroffene Wirbelsäulensegment in solchen Fällen operativ teilweise versteifen, um Beschwerdefreiheit zu erreichen?

Gefügelockerung

Die Manualtherapie hat selbstverständlich ihre Grenzen. Mißerfolge der manuellen Behandlungen beruhen keineswegs immer nur auf falschen Diagnosen oder falschen Handgriffen. Sie sind oft auch durch die besonderen anatomischen und mechanischen Verhältnisse am blockierten Wirbelsäulensegment bedingt. Unter diesem Gesichtspunkt erscheint es verständlich, wenn *Bernard A. Bäker* schon 1980 mitteilte, daß er praktisch von Anfang an bestimmte Medikamente anwandte, um die reflektorische Muskelverspannung herabzusetzen oder aufzuheben. Dadurch verbesserte er das Ergebnis der Manualtherapie an der Wirbelsäule. Nach ihrer Gabe läßt sich die manuelle Therapie viel leichter durchführen: Der Patient hat weniger Schmerzen, er verspannt sich nicht und macht besonders bei subakuten und akuten Blockierungen keine zusätzlichen Abwehrbewegungen. Nur wenn es gar nicht anders ging, führte Bäker die Chirotherapie in einer Kurznarkose durch, was die Muskulatur sehr gut entkrampfte. Es muß aber festgehalten werden, daß sich viele Chiropraktiker gegen eine derartige Kurznarkose schon früher gesträubt haben. Schließlich hat jede Narkose, auch eine sog. Kurznarkose, ihr Risiko. Es muß bei jedem diagnostischen oder therapeutischen Eingriff so gering wie möglich gehalten werden.

**Reflektorische Muskelverspannung**

**Kurznarkose**

**Osteopathie**

Seit Anfang der 90er Jahre wird der Begriff Osteopathie in der Literatur und in Spezialkursen wieder gepflegt. In seiner Dissertationsarbeit 1968 über die Ausbildung und Methoden des Heilpraktikers beschrieb *P. Asserehl* die Osteopathie als eine erweiterte Chiropraktik, bei der auch die Gelenke der Extremitäten behandelt werden.

## Der Arzt als Therapeut und das HWS-Syndrom als Krankheit

Grundsätzlich zielt ärztliche Behandlung darauf ab, nicht nur die Beschwerden selbst, sondern möglichst auch die Ursachen der Beschwerden zu beseitigen. Im Falle der Halswirbelsäule steht die eingeschränkte HWS-Funktion, also ihre schmerzhaft fixierte Haltung, im Vordergrund der Therapie. Oberstes Ziel ist, die normale HWS-Funktion wiederherzustellen.

**Glisson-Schlinge**

Das Behandlungsziel läßt sich nicht dadurch erreichen, daß man dem Patienten für lange Zeit eine Halskrawatte anlegt. Trotzdem sieht man immer noch Kranke, die wochenlang damit traktiert werden. Auch bei der sog. Extensionsbehandlung, sei es mit der Glisson-Schlinge oder anderen mechanischen Streckmethoden, besteht das Ziel darin, die schmerzfreie Beweglichkeit eines Wirbelsäulenabschnitts zu erreichen. Selbst mit Motorkraft wird die Wirbelsäule in orthopädischen

Praxen oder Kliniken gestreckt. Da kann ein erfahrener Manualtherapeut schon feinfühliger an der Halswirbelsäule angreifen. Allerdings ist eines sicher: Ein Bandscheibenvorfall läßt sich damit nicht zurückschieben!

Der Vorfall einer HWS-Intervertebralscheibe tritt selten auf. Andere Faktoren, die auf das Gefäß- und Nervensystem des Halsbereichs einwirken, kommen häufiger vor. Warum aber ein Erkrankter nach einer Mobilisationsbehandlung der Halswirbelsäule beschwerdefrei wird und die normale HWS-Funktion zurückkehrt, läßt sich oft nicht genau erklären. Vielleicht liegt es einfach daran, daß das Rückkopplungsgeschehen einer auf reflektorischem Wege entstandenen Sperre unterbrochen und damit die normale Bewegungsfunktion wieder erreicht wird.

**Reflektorische Sperren unterbrechen**

**!** Der Patient kann und muß nach einer solchen Manualbehandlung zur völligen Genesung selbst viel beitragen, und zwar durch Bewegungsübungen der Halswirbelsäule. Dann wird er sehen, daß er die Glisson-Schlinge, Halskrawatten oder andere mechanische Streck- und Martergeräte vergessen kann. Bäker erklärte schon 1980 selbstkritisch, er sei von den Methoden der mechanischen Streckbehandlung und Ruhigstellung deshalb abgekommen, weil er einen positiven Einfluß auf das HWS-Syndrom nicht eindeutig feststellen konnte.

Im Gegenteil: Bei etwa 40% der Patienten einer größeren Untersuchungsreihe wurde unter der Behandlung mit der Glisson-Schlinge eine Verschlechterung registriert. Ungezielte Streckversuche verstärken unnötig den Muskelhartspann, die Lockerung der HWS-Bewegungssegmente und die krankhafte Einschränkung der HWS-Beweglichkeit.

Bäker war ein großer Anhänger der manuellen Wirbelsäulenbehandlung, sicher auch deshalb, weil er auf diesem Gebiet über Jahrzehnte exzellente praktische Erfahrungen sammeln konnte. So erreichte er beim akuten Schiefhals durch gezielte Maßnahmen rasche Beschwerdefreiheit von den anfangs starken Schmerzen. Je schneller er eingreifen konnte, desto größer war sein oft schlagartig eintretender Therapieerfolg, und die HWS-Funktion war wiederhergestellt.

**Rasche Hilfe bei akutem Schiefhals**

**!** Mit anderen Worten: Akute Schmerzzustände im HWS-Bereich stellen ein besonderes Indikationsgebiet der manuellen Therapie dar. Dies bezieht sich im übrigen auch auf andere Reizzustände im Bereich der Nervenaustrittslöcher, also an den Nervenwurzeln. Man darf aber nicht verschweigen, daß die erstklassigen chiropraktischen Behandlungserfolge von einem ebenso erstklassigen Chiropraktiker abhängen. Bei unsachgemäßer Vorgehensweise treten deutliche Verschlechterungen des Krankheitsbilds auf.

Der Zweitautor dieses Ratgebers war lange Jahre als Arzt für Naturheilverfahren (Kneipparzt) und Sportmediziner tätig. Er konnte genauso gute Erfolge mit der Neuraltherapie nach Huneke (Heilanästhesie) erreichen. Dabei wird ein Lokalanästhetikum in schwacher Konzentration an bestimmten Körperstellen eingespritzt. Vermutlich kann man dadurch eine nerval vermittelte Ursache-Wirkungs-Beziehung entkoppeln. Wenn sog. Störfelder unterspritzt werden und sofortige Beschwerdefreiheit eintritt, sprechen wir vom »Sekundenphänomen«. Der Weg für eine natürliche Heilung ist frei.

Allergische Reaktionen

Ehrlicherweise darf nicht verschwiegen werden, daß auch diese Behandlungsmethode ihre Risiken enthält, und sei es nur, daß die Behandlung mit einem Lokalanästhetikum zur allergischen Reaktion führen kann.

Halssympathikus

Man hat diskutiert, statt lokaler Betäubungsmittel sterile physiologische Kochsalzlösung oder 10%ige Traubenzuckerlösung zu verwenden. Das Wirkprinzip soll sein, daß durch diese Vorgehensweise der Teufelskreis Verspannung – Schmerz – Verspannung unterbrochen wird. Natürlich gelingt dies wesentlich wirkungsvoller mit Lokaleinspritzungen in Ganglien, wie im Halsbereich in das Ganglion stellatum. Damit schaltet man Teile des Halssympathikus des unbewußten Nervensystems aus und vermindert die Empfindlichkeit der gereizten Nervenfasern. Hierdurch greift man in ein komplexes System ein, an dem nicht nur die Muskeln, sondern auch Gefäße, Nerven und der gesamte Bewegungsapparat beteiligt sind. Wir begeben uns auf ein Behandlungsgebiet, das zwar spektakuläre Erfolge bei der Schmerzbekämpfung im HWS-Kopf-Bereich ermöglicht, aber auch erhebliche Komplikationen auslösen kann. Man hat auch schon bei Stellatum-Blockade Todesfälle erlebt.

## Gibt es zusätzliche Behandlungsmethoden?

Selbsttherapie

Wie schon in »Arthrose richtig behandeln« lassen sich auch in diesem Ratgeber lediglich Hinweise geben, wie sich der Patient selbst behandeln kann. Wenn beim Bewegen die Halswirbelsäule nur knarrt oder knackt, aber sonst keine Schmerzen verursacht, wird man natürlich nicht gleich zum Hausarzt rennen. Ärztliche Hilfe ist dann gefragt, wenn es schmerzt. Für den Arzt wäre es am einfachsten, ein »Rheumamittel« zu verschreiben. Doch kein Arzt kann damit zufrieden sein, wenn er seine Patienten nach dem Motto »3 × täglich 1« abspeist. Noch weniger Sinn macht es, unter den vielen Rheumamitteln als Laie dasjenige auszuwählen, das laut Werbung am besten helfen soll. Der Hausarzt wird sich aufgrund seiner langjährigen Erfahrung auf eine bestimmte Vorgehensweise beschränken und nur ein Medikament verschreiben, das in ähnlichen Fällen schon geholfen hat.

**Unverträglichkeiten nicht unterschätzen!**

Mögliche Unverträglichkeiten gegenüber bestimmten Wirkstoffen sollte man nicht unterschätzen. Selbst wenn die Wirkung des Medikaments noch gar nicht eingetreten ist, weil die therapeutische Dosis nicht erreicht wird, ruft es vielleicht schon unangenehme Nebeneffekte hervor. Patient und Arzt sind dankbar, wenn endlich ein Medikament gefunden ist, das gut vertragen wird und auch noch gut hilft. Es spielt keine Rolle, ob mit Phytotherapeutika oder mit einem sog. Allopathikum behandelt wird. Praktisch jeder chemische Stoff kann Nebenwirkungen wie z.B. eine Allergie hervorrufen. Viele pflanzliche Mittel enthalten chemische Stoffe, wie sie in der Allopathie bekannt sind. Im Altertum und bei den Inkas wurde als Schmerzmittel der Aufguß bestimmter Weidenrinden benutzt. Er enthält Azetylsalizylsäure (ASS). Die gegen Schmerzen gerade auch bei entzündlichem Rheumatismus verordnete Teufelskralle aus Südafrika wirkt durch ihre Bestandteile wie das Hormon der Nebennierenrinde, das Cortison.

**Teufelskralle**

**Paracelsus**

Man muß mit Nebeneffekten von Medikamenten rechnen, leider auch dann, wenn die kleinste, noch wirksame Dosis verordnet wird. Schon *Paracelsus* (*Philipp Theophrastus Bombastus von Hohenheim*, 1493 – 1541) wußte, daß »kein Ding ohne Nebenerscheinungen wirksam ist und die Dosis es macht, ob ein Ding Gift ist oder nicht«.

**!** Das Nebenwirkungen wie etwa eine Allergie hervorrufende Pharmakon muß sofort abgesetzt werden. Man geht wieder zu seinem Hausarzt und bemüht sich erneut um ein verträgliches und wirksames Mittel. Es ist also äußerst wichtig, daß zwischen Patient und Arzt gegenseitiges Vertrauen besteht, sonst ist eine erfolgreiche Therapie überhaupt nicht denkbar. Allein fehlendes Vertrauen reicht aus, eine noch so gut gemeinte Behandlung fehlschlagen zu lassen. Aber nicht nur der Patient muß seinem Arzt Glauben schenken, auch der Arzt muß sich auf seinen Patienten verlassen können.

Die ärztliche Behandlung will die Schmerzen beseitigen und die Beweglichkeit wiederherstellen, also die Lebensqualität verbessern. Hierzu dienen lokale Maßnahmen und Medikamente aus dem Bereich der

Naturheilkunde, der Homöopathie und der Allopathie. Es existieren folgende Zielvorstellungen:

**Zielvorstellungen**

- Ursachen erkennen, beseitigen bzw. vermeiden,
- Schmerzen lindern, Entzündungen bekämpfen,
- Funktionen verbessern,
- Deformierungen verändern,
- bestehende Deformierungen behandeln und
- krankheitsbegünstigende Faktoren ausschalten.

**Mit der Krankheit leben**

Auch bei chronischen Rückenleiden muß man lernen, mit seiner Krankheit zu leben, anstatt ständig unter ihr zu leiden.

## Physiotherapie beim Wirbelsäulensyndrom

### 1. *Wärmebehandlung*

**Kurz- und Mikrowelle**

Wenn die »einfache Wärmebehandlung« zu Hause nicht ausreicht, können Wärmeanwendungen in der Praxis durch Geräte intensiviert werden. Sie erzeugen bestimmte Wellenarten, wie Kurz- oder Mikrowellen. Es handelt sich um Wärmestrahlen, die den Körper durchziehen und in der Tiefe intensiv erwärmen. Die Hausfrau kennt den Mikrowellenherd, in dem prinzipiell das gleiche abläuft. Bei der Behandlung mit der Kurz- oder Mikrowelle empfindet der Patient nach den ersten fünf bis sechs »Bestrahlungen« zunächst eher eine Verschlimmerung als eine Besserung seiner Schmerzen. Erst weitere Sitzungen mildern das Leiden. Im »bestrahlten« Bereich darf kein Metall vorhanden sein; dieses erhitzt sich sonst so stark, daß es »ausbrennt«.

! Die Kurz- bzw. Mikrowellenbehandlung dauert ca. 10 –15 Minuten pro Sitzung; mindestens noch einmal so lange sollte man sich nach der Anwendung im Wartezimmer aufhalten und erst dann wieder ins Freie gehen. Besonders in der kalten Jahreszeit sind diese Verhaltensregeln zu beachten. Eine anschließende häusliche Ruhepause von etwa 30 Minuten wirkt sich günstig auf das Allgemeinbefinden aus.

Im Gegensatz zu dieser Tiefendurchwärmung wirkt die einfache Wärmebehandlung zu Hause nur an der Hautoberfläche. Nervenverbindungen melden die oberflächlichen Hautreize an die zentrale Umschaltstelle im Rückenmark. Von hier aus geht die Meldung reflektorisch an tiefergelegene Gefäße weiter, besonders im Bänder- und Muskelapparat der Wirbelsäule, wo die Durchblutung verbessert und der Behandlungserfolg erreicht werden soll.

Wärmeanwendungen in Form von Packungen mit Fango, Moor, Heu usw. sind schon erwähnt worden. Sie können auch daheim durchgeführt werden. Vor allem erleichtern fertige, handliche Abpackungen die häusliche Anwendung. In ähnlicher Weise wirken Rotlicht oder Heißluftkasten. Meist werden ärztliche Verordnungen für derartige Maßnahmen in einer Bäder- und Massagepraxis durchgeführt und mit anschließenden Massagen abgeschlossen.

**Rotlicht, Heißluftkasten**

Der positive Effekt einer Wärmeanwendung ist dort am größten, wo am meisten geeignetes Gewebe dafür, vor allem also Muskulatur, vorhanden ist. Und so viel Muskulatur findet man im Halsbereich nicht, so daß hier der Überwärmungseffekt geringer ist.

## 2. *Kältebehandlung*

Werden Beschwerden durch einen Entzündungsprozeß ausgelöst oder von einem solchen begleitet, kann schon ein einfacher kalter Umschlag oder Eisbeutel helfen. Das hat aber mit der eigentlichen Kryotherapie nichts zu tun!

**Eisbeutel**

Die medizinische Kältebehandlung (Kryotherapie) erfordert zwei wichtige Voraussetzungen:

- In einer speziellen Kältekammer werden Kältegrade von – 110 °C bis – 130 °C erzeugt. Der Patient wird entweder mit einem Kältestrahl angeblasen oder sitzt für kurze Zeit in einer Kältekammer. Diese Therapie darf nur unter ärztlicher Aufsicht erfolgen.
- Für diese Behandlung gibt es einen ausgebildeten Kältetherapeuten, der mit dem Patienten während oder direkt nach der Kälteeinwirkung krankengymnastische Übungen durchführt.

Das Wirkprinzip dieser Intensivbehandlung ist leicht erklärt: Die starke Unterkühlung friert den Schmerz gewissermaßen ein. Die Schmerzrezeptoren werden betäubt. Man spricht von Kälteanästhesie. Voraussetzung dafür ist, daß die Kältegrade wirklich tief genug sind, um eine solche lokale Betäubung hervorzurufen. Natürlich dürfen keine Erfrierungen auftreten! Sie wurden schon bei lokaler Kälteanwendung mit Kältepackungen an Sportlern auf dem Sportplatz festgestellt.

**Kälteanästhesie**

Ob sich eine Kälte- oder Wärmebehandlung empfiehlt, hängt auch davon ab, ob ein Mensch eher die Wärme oder das Kühle liebt. Die Typeneinteilung in wärmeliebende oder kälteliebende Menschen ist aus der Kneipptherapie bekannt; sie ist schon sehr alt. Wie aber stellt man fest, zu welchem Typ man gehört? Wenn Sie Ihre warme Handfläche

**Typeneinteilung**

auf eine schmerzende Stelle legen und die Handwärme als angenehm empfinden, sollten Sie zunächst die Wärmebehandlung vorziehen. Man stelle sich unter die warme Dusche und drehe anschließend den Kaltwasserhahn auf. Wer das Kalte als besonders angenehm empfindet, kann sich in seiner »privaten Kältetherapie« versuchen. Wie beim Kneippen gilt immer: Richtig ist die Temperatur, die langfristig Beschwerdefreiheit, zumindest aber Beschwerdelinderung bringt!

## 3. Elektrotherapie

**Elektromagnetische Felder und Wellen**

Die Elektrotherapie erzeugt Heilwirkung mit Hilfe elektrischer Ströme bzw. elektromagnetischer Felder und Wellen. Auf diese Weise können in der Rehabilitation Funktionsanomalien und Verletzungsfolgen günstig beeinflußt werden. Die Elektrotherapie beim Wirbelsäulensyndrom wirkt wesentlich besser als die üblichen manuellen Massagen.

> Die Elektrotherapie, auch Reizstrombehandlung genannt, wird in drei verschiedene Gruppen unterteilt. Man unterscheidet die Anwendung von Wechselströmen hoher Frequenz (Hochfrequenz-Wärmetherapie, über 300 kHz), von Mittelfrequenzströmen (1–300 kHz) und von niederfrequenten Gleichstromimpulsen (Niederfrequenztherapie, bis zu 1 kHz). Bei konstant fließendem frequenzlosem Gleichstrom spricht man von Galvanisation.

Auf die Hochfrequenzwärme wurde im Kapitel Wärmebehandlung einführend hingewiesen. Im Prinzip handelt es sich um Widerstandswärme in einem elektrischen Feld zwischen zwei Platten eines Kondensators, einem Magnetfeld einer Spule oder um sich wellenförmig ausbreitende elektromagnetische Felder eines Strahlers. Je nach Wellenlänge, die ein solches Gerät erzeugt, spricht man von einem Kurzwellen- oder Mikrowellengerät.

**Reizstromtherapie**

Schmerzlinderung, Überwärmung auch durch Gefäßerweiterung und Entspannung der Muskulatur erreicht man mit der Niederfrequenzbehandlung. Man nennt das Reizstromtherapie. Hierbei werden verschiedene Stromarten und Stromformen in Kombination von Gleichstrom und Wechselstrom erzeugt. In gleicher Richtung wirkt die Behandlung mit konstant fließendem Gleichstrom. Sie wird nach dem italienischen Anatomen und Physiker *L. Galvani* (1737–1798) Galvanotherapie genannt.

**Galvanotherapie**

Elektrotherapeutische Verfahren wie die Gleichstromreizung bei der Galvanisation rufen eine Art Analgesie hervor. Man bezeichnet sie deshalb auch als Elektroanalgesie. Sie wird zur Behandlung chronischer Schmerzzustände angewandt. Die bekannteste Apparatur dafür ist das TENS-Gerät für die transkutane elektrische Nervenstimulation. Mit ihm werden in der Haut die Schmerzrezeptoren entsprechender Wirbelsäulensegmente elektrisch so überreizt, daß sie abstumpfen, elektroanalgesiert sind.

**Elektroanalgesie**

Die galvanischen, also gleichgerichteten Ströme dienen auch in Form des sog. Stanger-Bades zur Schmerzlinderung. Dabei liegt man in einer Badewanne, in die Metallplatten eingehängt werden. Der an den Metallplatten angelegte elektrische Strom durchfließt das Wasser, in dem antirheumatische Badezusätze gelöst sind. Gleichzeitig können Unterwassermassagen durchgeführt werden. *J. Stanger* (1843 – 1909) und sein Bruder *H. Stanger* (geb. 1854), beide Gerbermeister in Ulm, hatten dieses hydroelektrische Vollbad zur galvanischen Durchströmung des Körpers in auf- und absteigender Stromrichtung entwickelt. Offensichtlich wurden die ersten Behandlungen mit so gutem Erfolg durchgeführt, daß sie noch heute bei besonderen Erkrankungen gern verordnet werden.

**Stanger-Bad**

Auch wenn es sich um ein anderes Bestrahlungsprinzip handelt, soll nicht unerwähnt bleiben, daß man besonders früher gern eine niedrig dosierte Röntgen- oder Telekobalt-Bestrahlung schmerzhafter Stellen durchführte. Man weiß seit Jahrzehnten um die Wirkung der Radiotherapie mit schwachen Röntgenmengen, ohne den eigentlichen Wirkmechanismus für den Erfolg zu kennen. Angeblich soll unter einer solchen Röntgenbehandlung der Säuregehalt im schmerzenden Gewebe abnehmen. Bei lokalen Schmerzzuständen, die anderen Behandlungsmaßnahmen nicht mehr zugänglich sind, lohnt sich deshalb der Versuch mit einer derartigen Bestrahlung. Man nennt sie Röntgenreizbestrahlung, auch Röntgenreiztherapie.

**Röntgenreiztherapie**

Diese Behandlung wurde auch als analgetische Bestrahlung bezeichnet. Mit ihrer Hilfe gelang es, trotz kleinster Strahlendosis (Wirkungsdosis) einem sehr großen Prozentsatz der Betroffenen die Schmerzen zu nehmen. Der Bestrahlungserfolg bezog sich besonders auf Schmerzen im Zusammenhang mit degenerativen Gelenkveränderungen (Arthrosis deformans). Trotz des guten Erfolgs mußte festgestellt werden, daß eine Rückbildung der bereits entstandenen degenerativen Veränderungen nicht eintrat.

Erwähnen möchte ich noch, daß man mit Magneten, Magnetfeldern und pulsierenden Magnetfeldern Therapieerfolge beschrieben hat, ohne daß bisher genaue Vorstellungen über ihre medizinische Wirkung existieren. Eine seit 1747 bekannte Behandlungsmethode von Schmerzen an verschiedenen Körperstellen beruht auf reiner Empirie: die Iontophorese. Dabei werden schmerzstillende Stoffe, die sich ioni-

**Iontophorese**

sieren lassen, als Salbe, Gel oder Creme auf die Haut aufgetragen und mit galvanischem Gleichstrom durch die Haut hindurchtransportiert. Man bezeichnet diese Behandlungsmethode auch als transkutane Medikamententherapie.

**Ultraschallbehandlung**

Bei der Ultraschallbehandlung können durch verschiedene Schallstärken in einem Frequenzbereich von 800 – 1000 kHz ebenfalls Heilsubstanzen durch die Haut transportiert werden.

## 4. *Massagen*

Die Massage gilt neben der Akupunktur als eine der ältesten Behandlungsformen. Bei den Patienten ist sie sehr beliebt. Nicht nur bei der

**Ein psychologischer Effekt**

Salbentherapie, sondern auch bei der Massage kommt der psychologische Effekt zum Tragen, daß am Körper etwas durch fremde Hand geschieht; es kommt Hilfe. Die lokalen Massagereaktionen sind bescheiden. Eher beeinflussen die nervlichen und hormonalen Fernwirkungen der Massage das subjektive Allgemeinbefinden. Trotzdem gehört die systematische Massagebehandlung zum festen Bestandteil jeder mehrwöchigen Kurmaßnahme.

! Aus medizinischer Sicht ist festzuhalten, daß Massagen auf die unbedingt notwendige Krankengymnastik nur vorbereiten können! Leider verlangen manche Patienten Massagen, um sich den eigenen Bewegungsübungen zu entziehen. Das geht so weit, daß junge Menschen Massage-Verordnungen fordern, obwohl sie kerngesund sind. Massagen dürfen nicht zum Selbstzweck degenerieren, sondern sind Teil einer sinnvollen Gesamtbehandlung dort, wo tatsächlich eine Behandlung erforderlich ist!

## 5. *Krankengymnastik*

Bewegungsübungen sind das A und O jeder Wirbelsäulenbehandlung! Krankengymnastik muß unter fachkundiger Anleitung erlernt und lebenslang zu Hause fortgeführt werden, damit sie Sinn macht. Die Krankengymnastik ist von der Allgemeingymnastik und vom Sport zu unterscheiden: Sport oder Allgemeingymnastik sollen den gesunden Körper gesund und leistungsfähig halten. Krankengymnastik soll den kranken Körper wieder zur ursprünglichen Leistungsfähigkeit zurückführen, zumindest aber seine Funktionen so gut wie möglich wiederherstellen.

Es gibt viele Übungsprogramme, einige davon sind in diesem Büchlein abgebildet. Jeder kann sich heraussuchen, welche ihm am besten liegen und am meisten Freude machen.

**Atemtherapie**

In diesem Zusammenhang soll an die Atemtherapie als weitere Bewegungsbehandlung erinnert werden, die besonders bei Erkrankungen des Brustkorbes hilft. Schließlich gehört noch die Gangschulung zur Bewegungstherapie. Sie wird hauptsächlich dann angewandt, wenn zusätzliche Gelenkbehinderungen, besonders an den Beinen, bestehen. Immer gilt, daß all diese Maßnahmen von geschultem Fachpersonal eingeleitet und überwacht werden müssen.

**Gangschulung**

Unsere »Rückenmisere« fängt häufig schon bei Kindern an. Nicht zuletzt soll sie darauf zurückzuführen sein, daß wir uns zu wenig und wenn, dann falsch bewegen. Aus diesem Grund bemühen sich zahlreiche Schulen und auch große Firmen darum, die Menschen zur Bewegung anzuregen. Dazu gehört der Versuch, dynamisches Sitzen einzuführen. Auf Gymnastikbällen üben vor allem Schulkinder und hüpfen vor ihren Lehrern auf und ab. Der dazu benutzte Pezzy-Ball ist »in«, auch wenn es besonders anfangs schwerfällt, auf einem Ball zu sitzen. Die Rückenmuskulatur muß zusätzlich trainiert werden. Kinder, die auf Bällen sitzen, klagen angeblich weniger über Rückenschmerzen als andere. Wenn die »Ballsitzer« ständig in Bewegung bleiben müssen, verhindern sie dadurch Fehlhaltungen der Wirbelsäule.

**Der Pezzy-Ball**

! Die Rückenschule dient der Prophylaxe und Rehabilitation von Rückenleiden. Diese vielgerühmte Trainingsbehandlung zur Vermeidung von Rückenschmerzen hielt einer wissenschaftlichen Überprüfung in den USA nicht stand. Die Zahl der Rückenleidenden ging nicht zurück. Die Kosten pro Episode und die Fehlzeiten am Arbeitsplatz blieben gleich. Der einzige echte und nachweisbare Erfolg einer Rückenschulung bestand darin, daß das Wissen der Untersuchten über das richtige »Rückenverhalten«, um Beschwerden zu vermeiden, gestiegen war.

Man darf aus dieser Studie nicht darauf schließen, daß jede Rückenschule von vornherein ungeeignet wäre. Vielmehr wird es wichtig sein, daß gut ausgebildete Lehrkräfte eine Rückenschule führen.

Abschließend »10 Gebote«:
- Du sollst dich bewegen.
- Halte den Rücken gerade.
- Gehe beim Bücken in die Hocke.
- Hebe keine schweren Dinge.

- Verteile Lasten und halte sie eng am Körper.
- Sitz gerade und stütze den Oberkörper ab.
- Steh nicht mit geraden Beinen.
- Ziehe beim Liegen die Beine an.
- Treibe Sport, am besten Schwimmen, Laufen oder Radfahren.
- Trainiere täglich die Rückenmuskeln.

## Naturheilverfahren beim Wirbelsäulensyndrom

Viele alltägliche Selbstverständlichkeiten sind in die Naturheilkunde eingeflossen. Bei akut auftretendem Schmerz wird man unwillkürlich bemüht sein, sich ruhigzuhalten, Bewegungen zu vermeiden. Dies ist bereits Naturheilkunde: Man gibt dem natürlichen Empfinden nach, daß Ruhe guttut. Auch Wärme- oder Kältepackungen sind natürliche Heilmittel. Allgemein ausgedrückt, versteht man unter Naturheilkunde alle natürlichen Maßnahmen, die man – erfahrungsgemäß oder instinktiv – ergreift, um sich zunächst einmal selbst zu helfen.

Die Schulmedizin hat sich schon längst wieder auf ihre Ursprünge besonnen und die Naturheilkunde als Erfahrungsschatz in den Behandlungsplan eingebaut. Nur hört sich das heute »wissenschaftlicher« an. Pfarrer *S. Kneipp* (1821 – 1897) entwickelte die »Wasserheilkur«, lange belächelt, da er ja nicht Mediziner war und den Ärzten ins Handwerk pfuschte. Unter dem Namen Hydrotherapie feiert sie seit Jahr und Tag in Kuranstalten fröhliche Wiederauferstehung! Denn schon lange hat die medizinische Forschung die günstigen Wirkungen der Kneippbehandlung auf Körper und Seele festgestellt. Der Vorteil der Kneippschen Naturbehandlung besteht nicht nur darin, daß sie langfristig Körper und Seele positiv beeinflußt, sondern auch, daß man zahlreiche Anwendungen zu Hause durchführen kann.

**Wasserheilkur**

! Naturheilkunde heißt auch, mit sich und der Umwelt ins reine zu kommen. Die Umstimmung wird demjenigen am besten gelingen, der es versteht, sich an den einfachen Dingen des Lebens zu erfreuen. Hier findet man die fünf Säulen, auf denen die Kneipptherapie basiert: Bewegung, Wasser, Ernährung, Heilpflanzen und innere seelische Ausgewogenheit.

Die Naturheilkunde verwendet Mittel, die uns die Natur gratis spendet: Heilkräuter und Heilpflanzen. Viele Pflanzen enthalten Wirkstoffe, deren Zusammensetzung und Bedeutung für die Krankenbehandlung auch heute noch nicht bekannt sind. In Deutschland haben sich nur wenige anerkannte Wissenschaftler auf diesem Gebiet einen Namen machen können. Der Nestor der Pflanzenheilkunde, *Prof. Dr. R.F. Weiß*, warnt in seinem Lehrbuch vor undifferenziertem Denken: »Es ist eine weithin verbreitete Ansicht, vor allem im Publikum, aber auch bei manchen Ärzten, daß pflanzliche Heilmittel schadlos seien, und gerade darin wird ein Vorzug derselben gesehen. Das ist in dieser allgemeinen Fassung nicht richtig. Es steckt darin das noch immer weit verbreitete Mißverständnis, auf das nun wiederholt hingewiesen werden mußte, daß Phytotherapeutika nur die milden, also Mite-Phytotherapeutika seien. Aber selbst bei diesen trifft die Verallgemeinerung eines Fehlens von Nebenwirkungen keineswegs zu.«

Phytotherapeutika

Die Anwender der Naturheilkunde stehen vor großen Schwierigkeiten: Natürliche Behandlungsweisen brauchen viel Zeit und Geduld von Patient und Arzt! In der heutigen schnellebigen Zeit bringen viele Menschen diese Voraussetzungen nicht mehr mit, Beschwerdefreiheit soll sofort erreicht werden: »Hilft mir das eine nicht, versuche ich es mit etwas anderem und mit einem anderen.« Das ist der andere Arzt oder Heiler. Gelingt auch ihm das Unmögliche nicht, so geht man eben zum nächsten, es gibt ja genug Ärzte und Heilkundige. Zugleich probiert man tausenderlei »Krimskrams« in der Hoffnung aus, irgend etwas werde schon helfen. So habe ich mich schon vor einigen Jahren in meinem Arthrose-Ratgeber ausgedrückt, und daran hat sich bis heute nichts geändert! Es ist oft beängstigend, was einige Patienten alles versuchen (und dafür viel Geld ausgeben), um sich selbst »auf natürliche Weise« zu behandeln. Tröstlich für den Hausarzt: Meist fassen die Patienten wieder Vertrauen in das Altbewährte und kommen zu ihm zurück.

Geduld ist notwendig

## Neuraltherapie beim Wirbelsäulensyndrom

Die Neuraltherapie (Heilanästhesie, therapeutische Lokalanästhesie) kann man als vegetative Umstimmungsbehandlung betrachten. Sie fand im 19. Jahrhundert Eingang in die Medizin und ist heute fester Bestandteil in der Naturheilkunde. Nach Einspritzung eines schwach konzentrierten Lokalanästhetikums werden komplexe Mechanismen eines Rückkopplungsprozesses blockiert und Regelsysteme stabilisiert. Erstaunlicherweise findet man keine wissenschaftliche medizinische Literatur darüber, ob nicht auch bei der Neuraltherapie, ähnlich der chinesischen Akupunktur, zentralnervöse Prozesse ablaufen und körpereigene Antischmerzhormone (Endorphine) freigesetzt werden.

Endorphine

Schon seit langem ist bekannt, daß unter der Neuraltherapie die anfangs zu niedrige elektrische Ladung des Schmerzgebiets auf das normale Maß angehoben wird und damit der Schmerz verschwindet. Wenn der Einsatz der Neuraltherapie Beschwerdefreiheit erreicht, ist noch lange nicht gesagt, daß die eigentliche Ursache des Schmerzes beseitigt wird.

Bei der Neuraltherapie kann man zwei meist nacheinander auftretende Phänomene beobachten: Mit der Einspritzung des Betäubungsmittels wird der Schmerz für etwa 30 – 60 Minuten beseitigt. Dann aber hat der Körper das Lokalanästhetikum abgebaut. Jetzt müßte der Schmerz wieder auftreten, wenn es sich um eine reine Schmerzbetäubung handeln würde. Der zweite zu beobachtende Vorgang ist jedoch das eigentliche neuraltherapeutische Phänomen: Die Schmerzlinderung oder sogar Schmerzbeseitigung hält wesentlich länger an, auch wenn das eingespritzte Medikament vom Organismus schon lange abgebaut worden ist. Verschwindet der Schmerz schlagartig mit der ersten Einspritzung in ein Störfeld, so spricht man vom Sekundenphänomen.

## Akupunktur beim Wirbelsäulensyndrom

Die altchinesische Schmerzbehandlung durch Nadelakupunktur hat in der schulmedizinischen Schmerztherapie weltweit ihren festen Platz eingenommen. Trotzdem weiß man immer noch nicht genau, welche Mechanismen sich hinter ihrer Wirkung verbergen. In der westlichen Welt glaubte man lange, die chinesische Nadelakupunktur wirke nach Art einer Hypnose, Suggestion oder gar Einbildung. Moderne Forschung hat ergeben, daß durch Akupunkturnadelungen der Organismus körpereigene schmerzstillende Stoffe (Endorphine) bildet; sie lassen sich experimentell nachweisen. Endorphine heißen sie deshalb, weil sie ähnlich dem Morphin wirken.

Zwischen Nadelakupunktur und Neuraltherapie bestehen gewisse Ähnlichkeiten. Einige Akupunktur- und Neuraltherapiepunkte liegen in gleichen Hautbereichen. Einbildung oder Hypnose spielt keine Rolle! Nadelakupunktur und Neuraltherapie wirken auch bei Tieren. Nicht immer sind Erfolge von Behandlungspraktiken medizinisch einwandfrei erklärbar. Lange fiel es der Schulmedizin schwer, Akupunktur und Neuraltherapie als mögliche Behandlungsvarianten bei Schmerzen anzuerkennen. Das sieht heute anders aus.

**Wirkung auch bei Tieren**

In Mäuseversuchen haben US-amerikanische Wissenschaftler ein besonderes Gen gefunden, das sie Mu nannten. Es bildet Rezeptoren für die im Körper produzierten Endorphine. Dieses Rezeptormolekül bindet nicht nur körpereigene Opiate, sondern auch zugeführte Morphine und vermindert dadurch die Schmerzempfindungen. Je größer die Anzahl dieser Andockungsstellen ist, desto wirkungsvoller läßt sich der Schmerz lindern.

»Mu«

## Frischzellbehandlung und Transplantation beim WS-Syndrom

Der Schweizer Urologe *Prof. P. Niehans* (1882 – 1971) pflanzte 1923 erstmals einer schilddrüsenoperierten Patientin, die von Krampfleiden geplagt war, ein Stückchen Nebenschilddrüse ein und befreite sie so von ihren Anfällen. Solange das eingepflanzte Gewebe lebte, war die Patientin beschwerdefrei. Dies war die Geburtsstunde der Zelltherapie. Man ging davon aus, daß ein Organ durch Zufuhr kräftiger Jungzellen geheilt werden könne. Weil aber die theoretischen Ansätze dieser Frischzellbehandlung genannten Methode neuen wissenschaftlichen Erkenntnissen nicht gerecht wurden, kam sie schließlich in Verruf und durfte in Deutschland ab 1987 nicht mehr angewendet werden.

Verbot der Frischzellentherapie

! Im Grunde genommen kann man die von Niehans durchgeführte Nebenschilddrüseneinpflanzung als Transplantation bezeichnen. Unter diesem Gesichtspunkt wäre es von Interesse, inwieweit man Bandscheibengewebe oder gar ganze Bandscheiben übertragen könnte. Erste Hoffnungen nährten Versuche in Schweden: Dort verpflanzte man körpereigene Knorpelstückchen aus weniger belasteten Gelenkanteilen auf vorbereitete Flächen des gleichen Gelenks, die stärkerer Belastung unterliegen. Zumindest bei einem Teil dieser Patienten gelang die Knorpeltransplantation, so daß nach 3 Jahren ein fast normaler Knorpel ausgebildet war.

Bis die Methode jedoch zur Routine herangereift sein wird, muß noch viel Forschung betrieben werden. Wenn man aber, wie in medizinischen Zeitschriften beschrieben, einen kaputten Meniskus durch einen gesunden austauschen kann, warum sollte dies nicht auch mit Bandscheiben an der Wirbelsäule möglich sein?

Meniskus ausgetauscht

Erste Hinweise, daß sich Chirurgen an die Wirbelsäule herantrauen, kommen aus Rußland. Vor Jahren versuchte man hier, eine kaputte Bandscheibe durch ein künstliches Produkt aus Metall bzw. Kunststoff zu ersetzen. Die Erfolge ließen jedoch sehr zu wünschen übrig.

## Gentherapie beim Wirbelsäulensyndrom

Die Forschung über die Erbfaktoren verhilft zu immer mehr Einblick in die Genlehre, der eine große Zukunft vorausgesagt wird. Das Arbeitstempo ist fast beängstigend, vor allem in den USA, wo schon erste Behandlungsversuche mit Genmaterial unternommen wurden, auch wenn deren Erfolge noch völlig offen sind. Die Genforschung dient nicht nur der Behandlung von Krankheiten, sondern vor allem auch der Klärung von Entstehungsursachen bei Erkrankungen.

Ursachensuche

## Medikamente gegen Schmerzen

Medikamenten-»Schwemme«

Die Behandlung mit Pillen, Tabletten, Dragees, Kapseln etc. gehört in die Hand des Arztes – schon deshalb, weil es eine Unzahl von Medikamenten gegen Erkrankungen des sog. rheumatischen Formenkreises gibt. Zwar haben Cortisonpräparate in der akuten Behandlungsphase ihre Berechtigung; diese geht jedoch verloren, wenn die Präparate zu lange oder gar auf Dauer verabreicht werden.

Bedauerlich ist, daß Sparmaßnahmen im Gesundheitswesen vor altbewährten Therapeutika nicht haltmachen. Hoffentlich bleiben da auch gut wirksame pflanzliche bzw. homöopathische Präparate finanziell erschwinglich!

! In Deutschland kosteten die Gesundheitsmaßnahmen 1996 fast 526 Milliarden Mark! Das sind rund 10,5% der Wirtschaftsleistung des Landes. Im Vergleich dazu beträgt der Kostenfaktor für die Gesundheit in den USA 14% der Wirtschaftsleistung. Griechenland (6,8%), Ungarn (6,7%) und Polen (5,0%) stehen am unteren Ende dieser Skala im westlichen Bereich. Erstaunlich dabei: Ärmere Länder mit niedrigeren Ausgaben für ihr Gesundheitswesen scheinen insgesamt eine gesündere Bevölkerung zu haben mit z.T. höherer durchschnittlicher Lebenserwartung!

Die Schmerzbehandlung ist ein uraltes Anliegen der Medizin. Alle Kulturen entwickelten Möglichkeiten, Schmerzen zu mildern oder zu beseitigen. Das bekannteste und am häufigsten eingesetzte Analgetikum ist die Azetylsalizylsäure, abgekürzt ASS. Wegen der Vielzahl und Vielfalt der Schmerzmittel sollen hier keine Handelsnamen, sondern nur die wichtigsten Substanznamen aufgeführt werden.

## 1. *Analgetika vom Morphintyp*

Morphin ist ein Opiumabkömmling, der aus dem Schlafmohn gewonnen wird. Dieses Opiumalkaloid wirkt hauptsächlich schmerzstillend, schlaffördernd und in höheren Dosen betäubend. Relativ rasch wurden halbsynthetische und vollsynthetische Stoffe mit morphinähnlichen Wirkungen hergestellt.

**Opiumabkömmling**

- Halbsynthetische Analgetika vom Morphintyp: Durch geringfügige Veränderungen der chemischen Struktur des Morphins werden neue Stoffe gewonnen. Analgetika vom Morphintyp sind Morphin selbst, Hydromorphon, Oxemorphon, Codein, Hydrocodon, Thebacon, Heroin u.a.
- Vollsynthetische Verbindungen leiten sich nicht mehr von der chemischen Urformel des Morphins ab, sondern entstehen in der Retorte pharmazeutischer Firmen: Levarphanol, Pethidin, Methadon, Cetobemidon, Dextromoramid, Cyclazocin, Pentazosin, Fentanyl, Tilidin u.a.

## 2. *Analgetika vom antipyretischen und antiphlogistischen Typ*

Antipyrese (griechisch »gegen Feuer«) bedeutet Fiebersenkung, Antiphlogistik heißt Entzündungshemmung. Antipyretika und Antiphlogistika gehören in die Gruppe der nicht-steroidalen Antirheumatika (NSAR). Hier sind zu nennen:

**Wichtige nicht-steroidale Antirheumatika**

- Salizylate: Salizylsäure, Azetylsalizylsäure (ASS).
- p-Aminophenol-Derivate: Phenacetin, Paracetamol.
- Pyrazolon-Derivate: Propiphenazon, Aminophenazon, Phenylbutazon, Novaminsulfon u.a.
- Arylcarbonsäuren: Diclofenac, Ibuprofen, Indometacin, Ketoprofen, Naproxen u.a.
- Anthranilsäure: Mefenaminsäure, Nifluminsäure u.a.

## 3. *Migränemittel*

Dabei handelt es sich um natürlich vorkommende und halbsynthetische Mutterkornalkaloide mit unterschiedlichen Bezeichnungen und variierenden Wirkungen.

**Mutterkornalkaloide**

- Ergotamine (Mutterkornalkaloide): Dihydroergotamin, Dihydroergotoxin, Ergotamin, Methylergometrin, Iprenazon u.a.
- Serotonin-Agonisten: Naratriptan.
- Serotonin-Antagonisten: Pizotifen.
- Dopamin-Agonist: Lisurit.

**!** Die Vielzahl der unterschiedlichsten chemischen Zusammensetzungen bedingt auch eine große Anzahl unterschiedlichster Nebenwirkungen, die im Extremfall zum Tode führen können. Dies wurde z.B. von Phenacetin, das früher in zahlreichen Schmerzmitteln vorkam, festgestellt. Auch sind plötzliche Todesfälle durch Kreislaufversagen nach intravenös gespritztem Novaminsulfon (Metamizol) beschrieben worden. Dieses Medikament war schon aus dem Handel genommen, ist später jedoch wieder zugelassen worden, weil es aus der modernen Schmerztherapie einfach nicht wegzudenken ist.

Schwach wirkende Analgetika können bei Wirbelsäulenerkrankungen starke Nebeneffekte entfalten. Um so schwieriger wird es für den Arzt, seinen Patienten unter sinnvoller Therapiekontrolle zu halten, wenn dieser auf rezeptfreie Schmerzmittel zurückgreift und sich vorher nicht mit dem Arzt darüber verständigt. Wenn dann Komplikationen, Begleitsymptome oder Wirkungsüberlagerungen auftreten, rätselt jeder, woher das kommen könne. Für den Mediziner ist es deprimierend, wenn ihm der Patient die Einnahme von frei gekauften Arzneimitteln verschweigt – das kann Ausdruck von Mißtrauen gegenüber dem Behandler sein.

**Mißtrauen gegenüber dem Arzt**

In der Frage der Schmerzbeeinflussung ist man sich heute einig, daß Medikamente mit antientzündlichen Eigenschaften eine besondere Rolle spielen. Sie hemmen bestimmte Gewebshormone, die Prostaglandine, die für die Schmerzentstehung von besonderer Bedeutung sind. Diese Eiweißstoffe wirken am Entzündungsgeschehen mit und sind für die Auslösung von Schmerz verantwortlich.

**Prostaglandine**

ASS gilt als das Medikament des Jahrhunderts. Die Entdeckung dieses Wikstoffs war bahnbrechend. Jährlich werden rund 11 Milliarden ASS-Tabletten verkauft; es handelt sich nicht nur um das weltweit am häufigsten eingesetzte Medikament, sondern auch um das am besten untersuchte Arzeimittel. Azetylsalizylsäure scheint nicht nur gegen Schmerzen »maßgeschneidert« zu sein, sondern auch gegen Herz- und Hirninfarkt sowie Dickdarmkrebs. Viele ASS-Wirkungen bleiben noch zu erforschen.

## 4. *Myotonolytika/Muskelrelaxanzien*

Die Vielschichtigkeit der Ursachen von Muskel- und Gelenkschmerzen fordert jeden Behandler heraus. Dies führt dazu, daß man sich dem Problemkreis Schmerz auch aus psychotherapeutischer Richtung nähert.

**Psychotherapeutika**

Psychotherapeutika wie Tranquilizer, Neuroleptika und Antidepressiva werden auch heute noch allein oder als Ergänzungsmedikation beim Formenkreis Schmerz erfolgreich eingesetzt.

**Diazepam**

Es war ein Diazepam-Präparat, das Anfang der 60er Jahre, aus den USA kommend, in der westlichen Welt einen unglaublichen Siegeszug als »Glückspille« antrat. Anfangs in hohen Dosen verordnet, legte es den gesamten seelischen und körperlichen Apparat des Menschen lahm. Die damit Behandelten schwebten in einem Glücksgefühl. Als man das Dosierungsproblem beherrschte, fiel auf, daß sich auch Schmerzen damit gut behandeln ließen. In jahrzehntelanger Forschung entwickelte die Pharmaindustrie eine breite Palette kurz- und langwirkender Präparate. Sie entstanden hauptsächlich aus dem Grundstoff von Diazepam, dem Benzodiazepin. Benzodiazepine und Meprobamat sollten bald zu Standardpräparaten in der Mitbehandlung des Schmerzsyndroms werden, nachdem man ihre muskelrelaxierende Wirkung erkannt hatte.

**Meprobamat**

Substanzen, die den Muskeltonus herabsetzen, nennt man Myotonolytika. Die auch als Muskelrelaxanzien bekannten Stoffe dämpfen im Gehirn (»zentral«) bestimmte Bezirke (limbisches System und Formatio reticularis). Hier liegen die Gehirnbereiche, die für tonussteigernde Muskelimpulse und psychomuskuläre Reaktionen verantwortlich sind. Myotonolytika wirken hauptsächlich zentral, also nicht auf die Skelettmuskulatur allein. Allgemeine Entspannung bis zur Müdigkeit, Beeinträchtigung des Reaktionsvermögens und andere unerwünschte Nebenwirkungen treten auf. Deshalb muß vor Behandlungsbeginn mit Muskelrelaxanzien immer erst die kausale Therapie am Skelettsystem angestrebt werden.

**Zentrale Dämpfung**

Der Arzt in der Praxis sieht sich oft zu rascher Hilfe gedrängt. Er wird deshalb bei schwersten Schmerzen und Muskelverspannungen durch akuten Diskusprolaps gleichzeitig schmerzlindernde und muskelentspannende Maßnahmen verordnen. Grundsätzlich gilt: Die Myotonolytika sollen nur begleitend zur gezielten kausalen Therapie und zu physikalischen Maßnahmen eingesetzt werden.

**Myotonolytika**

| | | |
|---|---|---|
| Carisoprodol | Methocarbamol | Tetrazepam |
| Chlormezanon | Orphenadrin | Diazepam |
| Fenyramidol | Phenprobamat | |
| Mephenesin | Pyrindinolmesilat | |

### 5. *Psychopharmaka*

Ähnlich wie die Myotonolytika sind auch die Psychopharmaka keine echten Schmerzmittel. Man kann sagen, daß sie im Gehirn das Schmerzerlebnis, die Schmerzempfindlichkeit und die Schmerzverarbeitung verändern. Die vom Schmerz Betroffenen »können dann damit leben« oder »lernen, damit zu leben«. Wenn auch bekannt ist, daß Psychopharmaka am Zentralnervensystem angreifen, bleibt uns ihr biochemisches Wirkprinzip trotzdem weitgehend verschlossen. Für die Psychopharmakatherapie chronischer Schmerzzustände verfügen wir über drei Hauptgruppen:

**Mit Schmerzen leben lernen**

- Neuroleptika,
- Antidepressiva und
- Tranquilizer.

Sie werden je nach Ausprägung seelischer Störungen eingesetzt bei

- Erregungszuständen (Neuroleptikum),
- Depressionen (Antidepressivum) oder
- Angstzuständen (Tranquilizer).

**!** Wer mit Schmerzmitteln behandelt wird, sollte auch anderen Ärzten darüber Auskunft geben, besonders wenn lokale Betäubungsspritzen oder Narkosen gegeben werden müssen. Und hier noch einmal mein Rat: Jede Schmerztherapie gehört in die Hand des Hausarztes. Zumindest muß mit ihm die Vorgehensweise bei der Schmerzbehandlung abgesprochen werden.

## Diät und Kreuzschmerzen

Eine echte Diät als Form der Behandlung läßt sich nur einsetzen, wenn einzelne oder mehrere Nahrungsmittel eine wichtige oder gar auslösende Rolle für den krankhaften Prozeß spielen. Die Diät will im Rahmen des gesamten therapeutischen Planes ein besonderes Behandlungsziel erreichen. Man sollte deshalb nicht von Diät sprechen, sondern von einer behandlungsbegleitenden Empfehlung zur Ernährung und zu den Eßgewohnheiten.

**Begleitmaßnahme**

Die Ernährungsberatung gewinnt vor allem dann an Bedeutung, wenn bestimmte Medikamente eingenommen werden müssen, deren Resorption und Bioverfügbarkeit durch bestimmte Nahrungsmittel gestört werden können.

**Resorption und Bioverfügbarkeit**

Von der Deutschen Gesellschaft für Ernährung stammt folgende Definition: Die gesunde Ernährung ist eine vollwertige Kost mit altersentsprechenden ausreichenden Mengen an Nährstoffen, Vitaminen, Mineralien und Spurenelementen. – Ein »Labyrinth von Alternativkost« hilft nicht weiter; »leere Kalorien« füllen Bauch und Hirn, machen fett und träge.

## *Richtig gewürzt ist das halbe Leben*

Sich richtig ernähren, heißt nicht nur, genügend Eiweiß, Fett und Kohlenhydrate in ausgewogenem Verhältnis zueinander zu essen, sondern auch die richtige Menge und Vielfalt an Vitaminen, Mineralstoffen, Spurenelementen und Ballaststoffen zuzuführen. Essen soll appetitlich aussehen und gut verdaulich sein. Hier setzen unsere Heilkräuter und Gewürze an, die nicht nur aus Pfeffer, Paprika und Salz bestehen. Ätherische Öle, Bitterstoffe, scharfe und scharf-aromatische Stoffe sind die wichtigsten Bestandteile der Gewürze. Kräuter und Gewürze helfen meist bei Beschwerden im Verdauungstrakt.

**Für die Verdauung**

Auf einer medizinischen Veranstaltung 1997 hieß es: »Die Schmerzen werden weggepfeffert!« Die scharfe Wirksubstanz des *Cayennepfeffers* ist als Chili bekannt. Die Bezeichnung »Pfeffer« ist hier botanisch falsch, da zum echten Pfeffer keinerlei pflanzliche Verwandtschaft besteht. Aber scharf ist das Gewürz allemal. Es enthält die starke Wirksubstanz Capsaicin. Sie lindert sehr effektiv chronische Nervenschmerzen.

**Cayennepfeffer**

**Capsaicin**

Ob *Fenchel* nun als Gewürz oder als Heilkraut bezeichnet wird – jedenfalls gibt es wohl keine Mutter, die unruhigen Kindern oder allgemein bei Schlafstörungen nicht gerne Fencheltee verabreicht hat. Man könnte also Fenchel mitverwenden, wenn man etwas zur Schlafverbesserung tun möchte; denn Schmerzen nehmen keine Rücksicht darauf, ob es Tag oder Nacht ist und lassen den Gequälten nicht zur Ruhe kommen.

**Fenchel**

*Lavendelblütentee* wurde besonders gegen akute Gichtanfälle eingesetzt, zumal er auch eine gewisse beruhigende Wirkung entfaltet. Bei äußerer Anwendung wirkt er in der Balneotherapie hyperämisierend, so wie zahlreiche Rheumasalben. *Meerrettich* (Kren) wirkt nicht nur kreislaufanregend, sondern auch durchblutungsfördernd. Dies wird für Einreibungen genutzt.

**Lavendelblütentee**

**Meerrettich**

Die *Melisse* hat viele Anwendungsmöglichkeiten u.a. gegen nervöse und schmerzbedingte Einschlafstörungen, vegetative Störungen, Migräne und Rheumabeschwerden. *Muskatnuß* kann gegen nervöse Be-

**Melisse**

**Muskatnuß**

schwerden helfen. In großen Mengen eingenommen, entsteht ein Rauschzustand.

Paprika

*Paprika* ist als Allerweltsgewürz bekannt. Schon frühzeitig entdeckte man seinen hohen Gehalt an Vitamin C und an Stoffen, die gegen Gefäßwandschäden wie Arteriosklerose wirken und die Bildung von Blutgerinnseln verhindern. Nicht unerwähnt sollte bleiben, daß man Paprika gegen rheumatische Beschwerden einsetzt, was allerdings nie richtig wissenschaftlich belegt werden konnte.

Portulak

Rosmarin

Safran

*Portulak* ist reich an Vitaminen und soll hier deshalb erwähnt werden, weil er auch gegen Schlafstörungen, die hauptsächlich bei chronischen Schmerzen auftreten, wirkt. *Rosmarin* wird als Kräuterbad und für Einreibungen bei rheumatischen Leiden verwendet. *Safran* aus der Krokuspflanze soll bei nervösen Beschwerden helfen. Eine eindeutige Wirkung konnte jedoch wissenschaftlich bisher nicht nachgewiesen werden.

Sellerie

*Sellerie*, schon im Altertum verwendet, empfiehlt sich bei Gicht und Rheumabeschwerden im weitesten Sinne. Die Sellerieknolle enthält erstaunlich viele Mineralien sowie eine Vielzahl von Vitaminen bzw. Provitaminen.

Senf

Wer kennt nicht den *Senfwickel*? Tücher werden in heißes Wasser (etwa 48 °C), in das Senfmehl geschüttet wurde, eingetaucht und dann auf die schmerzende Stelle aufgelegt. Senfwickel, auch als fertige Pflaster verfügbar, wirken stark hautrötend, d.h. die Hautgefäße erweitern sich maximal. Senf kann besonders bei empfindlicher Haut stark reizen und sogar eine Art Verbrennung (1. Grades) hervorrufen. Vorsicht also, wer besonders hautempfindlich ist!

Thymian

Wacholderbeeren

Zimt

*Thymian* ist neben Rosmarin ein beliebtes Gewürz. Als Umschlag wirkt Thymian ähnlich wie Rosmarin. Bei Schmerzen wegen Quetschung, Verrenkung oder Krampfzustand der Muskulatur soll es ebenso wie gegen Kopfschmerzen helfen. *Wacholderbeeren* werden in der Volksmedizin schon lange innerlich und äußerlich als Heilmittel bei Rheuma und Gicht verwendet. *Zimt* soll hier erwähnt werden, weil sich mit ihm nervöse Erschöpfungszustände günstig beeinflussen lassen sollen, was jedoch nie sicher nachgewiesen wurde.

## Salbenbehandlung bei Rückenschmerz

Post-Diskektomie-Schmerzen

Gegen Schmerzen nach einem Bandscheibeneingriff wurde ein Gel entwickelt. Häufig entstehen postoperativ einengende oder zerrende Narben im Operationsbereich. Die Nervenstränge werden ungünstig beeinflußt, was zu den bekannten Post-Diskektomie-Schmerzen führt. Dagegen war man bisher ziemlich machtlos. Das neue »Narben-Gel«

soll dies zukünftig verhindern, wenn es kurz vor Wundverschluß bei der Operation auf das gefährdete Gebiet aufgetragen wird. Das Gel umschließt den Nervenstrang wie eine Hülle, vor allem die Nervenwurzel, und schützt so vor schmerzenden Narbenschrumpfungen.

Für die Salbenbehandlung auf der Haut gibt es nicht nur allopathische Präparate, deren Inhaltsstoffe vom Substanznamen und von der Menge her genau definiert sind, sondern auch zahlreiche Mischpräparate, in denen zusätzlich bestimmte pflanzliche Stoffe enthalten sind. Dazu zählen z.B. Rosmarin, Kiefernnadelöl, Kampfer, Chili (Capsaicin), Beinwell (Symphytum officinale), Eukalyptusöl, Terpentinöl, Extrakte aus Arnikablüten und Melissenblättern, Brennessel, Fliedertee, Johanniskraut, Löwenzahn, Quendel, um nur eine Reihe möglicher Bestandteile aufzuzählen.

**Mischpräparate**

Mitte der 80er Jahr schätzte man die Zahl der Rheumakranken in der damaligen Bundesrepublik auf rund 20 Millionen. Oft läßt sich die Behandlungsbedürftigkeit von Beschwerden des rheumatischen Formenkreises allein durch objektive Feststellungen nicht begründen. Viele Betroffene greifen gern zu Lokaltherapeutika, also Salben, um zunächst in Eigenhilfe einen Behandlungsversuch zu unternehmen. Bei Rückenleiden ist das aber so eine Sache: Um die richtige Schmerzstelle am Rücken zu erreichen, braucht man eine helfende fremde Hand. Auch wenn man nach dem Einreiben mit einer Rheumasalbe subjektiv Linderung verspürt, ist noch lange nicht gesagt, daß der wirksame Salbenstoff auch wirklich durch die Haut in die Tiefe an die Schmerzstellen gelangt ist.

**Eine helfende Hand für den Rücken**

Berücksichtigt man die subjektiven Angaben der mit Salbe behandelten Personen und die wenigen objektiven Meßwerte, so scheint Indometacin in einer Rheumasalbe lokale Schmerzen tatsächlich zu lindern. Dies trifft in gewissem Umfang auf andere Untersuchungen mit Etophenamat, Ibuprofen, Felbinac oder Diclofenac zu. Pharmakokinetische Studien ließen erkennen, daß die genannten Mittel durch die Haut resorbiert werden und in einigen Körperflüssigkeiten und Körpergeweben wie Blutserum, Knorpel, Gelenkkapsel, Muskulatur u.a. meßbar waren. Höhere Gewebe- oder Plasmakonzentrationen der Wirkstoffe sind dann nachweisbar, wenn sie als Cremes in sog. Okklusivverbänden oder mit Hilfe der Elektrophorese in die Haut eingebracht wurden.

**Indometacin**

**Diclofenac**

**Okklusivverband**

Doch die lokale Hautanwendung von Cremes, Salben oder Gelen erlangt kaum die Höhe von Gewebe- oder Plasmaspiegeln, wie sie für die Hemmung der schmerzinduzierenden Stoffe des Körpers erforderlich wären und durch orale Einnahme erreicht werden. So bleibt offen, ob Rheumasalben bzw. -cremes eher positive Placebos sind, weil man an ihre Wirksamkeit glaubt und sich damit etwas Gutes antut, oder ob nicht doch schon wesentlich geringere Wirkstoffkonzentrationen therapeutisch ausreichen.

## Homöopathika und Rückenschmerz

Gegen bestimmte Erkrankungen werden gern Homöopathika als Fertigkombinationen verwendet. Bei der Homöopathie handelt es sich um die Behandlung mit Stoffen in hohen Verdünnungen (Potenzen). Das hat mit reiner Pflanzentherapie nichts zu tun! Als *S. Hahnemann* (1755 – 1843) sein Therapieprinzip Homöopathie vorstellte, hatte er in unzähligen Eigenversuchen herausgefunden, daß man Krankheitssymptome nicht durch Zufuhr von Substanzen behandeln sollte, die direkt gegen die Krankheitserscheinungen gerichtet sind, also mit Allopathie. Vielmehr sollte man solche Wirkstoffe einsetzen, die in hoher Dosis ähnliche Symptome wie die Krankheit hervorrufen.

Potenzen

Beispiel: Das Metall Thallium ist stark giftig. Intoxikationen führen zu Schäden im Magen-Darm-Trakt, zu Haarausfall und Nervendefekten. Hahnemann verordnete winzigste Mengen von Thallium zur Behandlung der Alopezie (Haarausfall). Sein Lehrspruch lautete: »Similia similibus currentur« – »Ähnliches wird durch Ähnliches geheilt.«

Similia similibus currentur

Als ich zum ersten Mal Patienten mit chronischen, aber nicht sehr intensiven Schmerzen behandelte, griff ich nach einem homöopathischen Kombinationspräparat und staunte nicht schlecht, als ich dessen Zusammensetzung im Begleitzettel las: Die Tablette enthielt 14 verschiedene Bestandteile! Sie bestand zwar vornehmlich aus pflanzlichen Mitteln, aber auch aus Quecksilber und Schwefel, wenn auch in extremen Verdünnungen.

## Rückenschmerzen und Psychotherapie

! Jeder Schmerz, besonders chronischer, beeinflußt das seelische Befinden. Aber nicht nur der Rückenschmerz allein kann zu reaktiven psychischen Störungen führen; medikamentöse Therapien, vor allem die mit Corticosteroiden und Salizylaten, lösen sie ebenfalls aus.

Die Psychotherapie versucht, seelische Störungen oder seelische Begleitreaktionen der Grundkrankheit Schmerz mit verschiedenen Verfahren anzugreifen, um den psychischen Zustand zu verbessern. Damit wird auch Einfluß auf die körperlichen (somatischen) Beschwerden des Rückenkranken genommen.

Parallel zur Schmerzbehandlung muß versucht werden, die Ursache des Schmerzes zu beseitigen. Hier lassen sich durch Psychotherapie seelische Begleiterscheinungen positiv beeinflussen. Die Mehrzahl psychischer Veränderungen bei chronischen Rückenschmerzen sind psychoreaktive Störungen, d.h. zu seelischen Veränderungen kommt es aufgrund des Schmerzzustands. Am häufigsten treten depressive Reaktionen auf. Dann muß der Arzt klären, ob die Depression reaktiver oder endogener Natur ist. Reaktiv heißt, sie entsteht als Folge chronischer Schmerzzustände. Endogen heißt, es ist eine Veranlagung zu seelischer Verstimmung unabhängig von anderen Erkrankungen vorhanden.

**Psychoreaktive Störungen**

! Reaktiv oder endogen läßt sich nur noch schwer erkennen, wenn es sich um chronische Rückenschmerzen handelt und der Arzt den Patienten vorher nicht gekannt hat. Wenn man aber feststellen kann, daß die seelische Störung eher auslösende Ursache der Rückenschmerzen ist, besteht eine absolute Indikation zur Psychotherapie; dann ist sie nicht mehr unterstützender Faktor, sondern steht an erster Stelle und die Schmerzbehandlung wird zum sekundären Geschehen.

Als einfache Methoden der Psychotherapie, die ohne spezielle psychotherapeutische Ausbildung möglich sind, stehen Gesprächsbehandlung (der Versuch, Konflikte zu erkennen und darzulegen), autogenes Training als Methode, die der Patient selbst erlernen kann, und andere Entspannungsübungen, zu denen auch Yoga gezählt werden darf, zur Verfügung. Als Sonderform des autogenen Trainings kann die progressive Muskelentspannung (progressive Relaxation nach E. Jacobson) eingesetzt werden.

**Autogenes Training**

Eine weitere »Entspannungsmethode«, die man in Fortsetzung der genannten Möglichkeiten erwähnen sollte, ist das sog. Biofeedback oder Myobiofeedback mit Hilfe elektronischer Geräte, die dem Patienten durch Signalumwandlung bestimmte Körperfunktionen bewußt und dadurch beeinflußbar machen. Das Biofeedbackverfahren läßt sich für verschiedene Lebensbereiche verwenden. Das Verfahren zielt darauf ab, schlaffe Muskeln auf Kraft zu trainieren, die Zusammenarbeit der verschiedenen Muskelgruppen zu verbessern und angespannte Muskelgruppen zu lockern.

**Biofeedback**

Zum Abschluß dieses Kapitels ein Reim aus Eugen Roths Buch »Neue Rezepte vom Wunderdoktor«:

*Salben*

*Die beste Wirkungskraft verliert*
*die Salbe, die zu dick geschmiert.*
*Auch Zuspruch, wenn er heilen soll,*
*sei darum nicht zu salbungsvoll.*

## Mit Operation gegen Rückenschmerzen

Die Voraussetzung für einen operativen Eingriff ist dann gegeben, wenn konsequent durchgeführte konservative Behandlungen nach einem zumutbaren Zeitraum erfolglos geblieben sind oder akute Komplikationen auftreten. Man spricht dann von absoluter Operationsindikation, wie sie bei Nerven- oder Rückenmarkquetschung mit der Gefahr von Lähmungen besteht.

### *Die »verrückte Bandscheibe« operieren – ja oder nein?*

Entwicklung der Bandscheibenoperationen: Man schrieb das Jahr 1864, als E.Ch. Lasègue (1816 – 1883), Internist in Paris, seine Beobachtung veröffentlichte: Beim passiven Anheben des gestreckten Beines am liegenden Patienten wird im Gesäß und Oberschenkel der erkrankten Seite ein Schmerz ausgelöst, der typisch für ein Ischias-Syndrom ist. Das nach ihm benannte Lasègue'sche Zeichen kennt heute jeder Mediziner. 10 Jahre später riet erstmals ein Internist, E.V. van Leyden (1832 – 1910), Rückenmarkgeschwülste vom Chirurgen operieren zu lassen. Engländern gelang es 1887, eine Geschwulst der harten Rückenmarkhaut, die das Rückenmark einzuengen drohte, zu beseitigen. Dabei mußte zunächst ein Wirbelbogen entfernt werden, was man Laminektomie nannte. Erst 1909 veröffentlichten deutsche Wissenschaftler ihre Arbeit über eine komplette Laminektomie, bei der ein raumfordernder Prozeß am Rückenmark entfernt worden war. Ab 1939 erfolgten immer häufiger Bandscheibenoperationen mit verschiedenen Techniken. Mikrochirurgische endoskopische Methoden werden erstmals seit etwa 1975 in Japan eingesetzt. Schon 1963/64 beginnt man mit der perkutanen Behandlung des Bandscheibenvorfalls. Unter Röntgenkontrolle wird eine besondere Kanüle durch die Haut (perkutan) eingeführt und das Ferment Chymopapain, später auch Kollagenase, in das Innere des Bandscheibengewebes eingespritzt. Man bezeichnet diese Vorgehensweise als (Chemo-) Nukleolyse, weil im Zentrum der Bandscheibe Gewebe fermentativ angedaut und aufgelöst wird. Damit verringert sich der Überdruck in der Diskusscheibe, und der vorgepreßte Bandscheibenanteil (Prolaps) rutscht zurück. 1975 gelang japanischen Ärzten die perkutane lumbale Diskektomie oder Nukleoektomie (Nukleotomie), anfangs unter Röntgenkontrolle, später auch unter direkter endoskopischer Sicht (Diskoskopie). Ohne großen chirurgischen Eingriff werden geeignete Instrumente in Lokalanästhesie durch Haut und Rückenmuskulatur unter Sicht an das Gebiet der vorgefallenen Bandscheibe vorgeschoben, um prolabiertes Material mit Zange, Absaugung oder Laser zu entfernen. Diese Technik konnte Mitte der 1980er Jahre als automatisierte perkutane Nukleotomie und Ende der 1980er durch CT-Steuerung verfeinert werden.

Wie sich die Zeiten der Wirbelsäulenchirurgie ändern! Die Chirurgen V. Schmieden und Fr. Loeffler schrieben 1918 in ihrem Buch »Die Chirurgie der Wirbelsäule«, daß angeborene und erworbene Erkrankungen der Wirbelsäule (Skoliosen und Kyphosen) ganz im Vordergrund chirurgischer Maßnahmen standen, mit an erster Stelle die Folgen der Wirbelsäulentuberkulose. Die Laminektomie (Wirbelbogenresektion) wird als Früh- oder Spätoperation bei den verschiedensten Erkrankungen im Wirbelsäulenbereich genannt. Aber der Bandscheibenvorfall ist nirgends erwähnt. Er scheint zu dieser Zeit noch unbekannt zu sein.

**Entwicklung der Bandscheibenchirurgie**

| | *Erstmalige Operationsmethode* | *Prinzip* (Nukleotomie = Diskektomie = Nukleoektomie) |
|---|---|---|
| 1. Makrochirurgische offene Methoden | | |
| 1887 | Laminektomie | Vollständige Entfernung eines Wirbelbogens (heute nur bei großem medialem LWS-Prolaps) |
| 1939 | Hemilaminektomie | Einseitige Entfernung eines Teils des Wirbelbogens unter Erhalt des Dornfortsatzes |
| 1949 | Interlaminare Fensterung | Teileröffnung (Fensterung) des Ligamentum flavum (gelben Bandes) festes Fasergewebe, das zwischen den Wirbelbögen anliegt, auch Love-Fenestration, Flavumtomie bezeichnet. |

| | | |
|---|---|---|
| 2. Mikrochirurgische offene Methoden (mit Mikroskopie) | | |
| 1975 | Mikrochirurgische Nukleotomie (mikroskopische offene Diskektomie = MCD) | Offene OP-Technik unter dem Mikroskop zur Verkleinerung des OP-Bereichs und Präzisierung des Eingriffs. |
| 3. Minimal-invasive (perkutane) Nukleotomie in Lokalanästhesie. | | |
| 1963 | Perkutane Chemonukleolyse (PCN) | Ferment Chymopapain oder Kollagenase wird in die geschädigte Bandscheibe eingespritzt und löst ihr Inneres (teilweise) auf. |
| 1975 | Perkutane lumbale Nukleotomie (PLN) | Prolapsmaterial wird mit geeigneter Sonde entfernt (Faßzange, Shaver. |
| | Endoskopische manuelle perkutane Nukleotomie (EMPN) | Später unter Sichtkontrolle (Diskoskopie) gleiche Methoden. |
| 1985 | Automatisierte perkutane lumbale Nukleotomie (APLN) | Gleiche Technik, jetzt unter Röntgen-Sichtkontrolle mit Absaugung (Aspiration). |
| 1987 | Perkutane Laser-Nukleo-Dekompression (PLND) | Verdampfen von Gewebe mit Nd-YAG-Laser (Vaporisation) unter endoskopischer Kontrolle (Diskoskopie) (Laser-Dekompression). |
| 1988 | CT-gesteuerte perkutane Nukleotomie | Gleiche Techniken, jetzt unter CT-Sichtkontrolle. |
| 1998 | Elektrokauterisierung (Thermokoagulation) | Eine endoskopisch eingeführte Elektrospule erzeugt ca. 90 °C und wirkt wie das Lasern. |

Eine offene Operation ist erforderlich, wenn das hintere Längsband (Ligamentum longitudinale dorsalis/posterius) zerrissen und/oder Sequester (Abtrennung) von Prolapsgewebe besteht.

Durchschnittsergebnisse in Prozent

| Methode | gut | mittel | schlecht |
|---|---|---|---|
| APLD | 54 | 19 | 27 |
| Chemonukleolyse | 65 | 12 | 23 |
| Laser-Dekompression | 63 | 19 | 18 |
| Endoskopische Diskektomie | 70 | 10 | 20 |
| »offene« Nukleotomie | 81 | 12 | 7 |

(Aus: Deutsches Ärzteblatt 95, Heft 9, 5. März 1999)

## *Zwischenwirbel-Endoprothese*

Seit den 50er Jahren stellen Operateure Überlegungen an, bewegungserhaltende und kräftedämpfende künstliche Implantate in die Bandscheiben-Chirurgie einzuführen. Nach Vorarbeiten entwickelten *K. Büttner-Janz* und *K. Schellnak* an der Berliner Charité eine funktionserhaltende Zwischenwirbel-Prothese und setzten sie 1984 erstmals ein. Ziel der Forscher ist, in besonderen Fällen eine erforderliche Versteifungsoperation der Wirbelsäule, vor allem im LWS-Bereich, durch eine elegantere Methode zu ersetzen. Sie wurde in der Bandscheiben-Endoprothetik gefunden. Bis 1999 wurden weltweit knapp 1 900 Bandscheiben-Implantate eingesetzt. Leider ist diese Methode nicht für jede Art von Rückenschmerz geeignet.

künstliche Implantate

Die Wahl des Operationsverfahrens richtet sich nach Ausbildung und Erfahrung des Operateurs. Trotzdem können manchmal bei 25% der Operierten Komplikationen während oder nach dem Eingriff auftreten (Postdiskektomie- oder Postnukleotomie-Syndrom). Häufiger als unerwünschte Nebenwirkungen bleibt ein voller Operationserfolg aus, wenn die intensive funktionelle Nachbehandlung unzureichend oder gar nicht durchgeführt wird. Besonders die postoperative Krankengymnastik ist unumgänglich und setzt die gute Mitarbeit (Compliance) des Operierten voraus!

Post-nukleotomie-Syndrom

Wenn aber »die Seele aufs Kreuz drückt«, bleibt jede noch so gute Bandscheibenoperation erfolglos!

Rund 95% aller Bandscheibenvorfälle haben auch ohne Operation eine gute Heilungschance. Höchstens 10 – 15% aller Bandscheibenvorfälle müssen wirklich operiert werden. In Deutschland und Großbritannien entfallen auf 100 000 Einwohner jährlich 25 Bandscheibenoperationen, in den USA dagegen 160. In den Vereinigten Staaten werden jährlich 280 000 Bandscheiben-Eingriffe vorgenommen, weltweit fast eine Million. Von Land zu Land, in den USA sogar von Distrikt zu Distrikt, findet man große Unterschiede in der Häufigkeit von Bandscheiben-Operationen.

# Anhang

## Die sozialmedizinische Bedeutung von Wirbelsäulenleiden

Die Statistik der Krankenkassen belegt, daß Wirbelsäulenerkrankungen zunehmen und damit auch die Arbeitsunfähigkeitszeiten wegen Rückenbeschwerden.

Diejenigen, die viel sitzen müssen, sollten immer wieder einmal aufstehen, sich strecken und recken, auch ein wenig hin und her gehen. In modern eingerichteten Büros ist heute am Schreibtisch ein kleines Stehpult angebracht, an dem man stehend lesen, schreiben, telefonieren oder eine kurze Besprechung durchführen kann. Wenn Sie viel gestanden haben, müssen Sie sich natürlich auch einmal irgendwo bequem hinsetzen und ausruhen dürfen und dabei möglichst die Beine baumeln lassen können.

**Steh-Sitz-Hilfen**

Es gibt eine Reihe von Sitz-Steh- oder Steh-Sitz-Hilfen, für die die Bezeichnung »Stitz« kreiert wurde. Welche die beste für Sie ist, müssen Sie durch Ausprobieren selbst herausfinden!

**Rentenanträge wegen Rückenproblemen**

Rückenbeschwerden sind es auch, die mehr als die Hälfte der Leidenden Rentenanträge wegen Schäden des Haltungs- und Bewegungsapparats stellen läßt. Oft fragt sich der Arzt, was der Patient überhaupt will: Die Anerkennung als Schwerbehinderter? Hat er Probleme am Arbeitsplatz oder mit dem Arbeitsamt? Sucht er als Kranker familiäre Anerkennung? Nicht selten fühlt sich der Ratsuchende durch solche Fragen gekränkt, was den Therapieerfolg erschwert.

Untersuchungen aus dem Jahre 1994 zeigen: Rund 2,3 Millionen arbeitsunfähige Rückenkranke »produzierten« fast 43 Millionen Arbeitsunfähigkeitstage. Nur selten findet man spezielle Krankheitsursachen, die Kreuz- oder Rückenschmerzen erklären. Bei 60 – 70% der Betroffenen lassen sich eindeutige medizinische Befunde nicht nachweisen!

## Berufskrankheit Wirbelsäulenschaden

**Fünf neue Definitionen**

Als 1993 die 2. Verordnung zur Änderung der Berufskrankheitenverordnung (BKVO) in Kraft trat, kamen fünf neue Berufskrankheitentatbestände hinzu. Drei davon betreffen berufsbedingte Verschleißerkrankungen der Wirbelsäule.

Seit 1925 sind Berufskrankheiten, die in der Berufskrankheitenverordnung (BKVO) zusammengefaßt werden, den Arbeitsunfällen gleichgestellt. Die Berufsgenossenschaften sind verpflichtet, Betriebe diesbezüglich zu beraten und anzuweisen. Treten trotzdem Arbeitsunfälle oder Berufskrankheiten auf, werden die Betroffenen nach Anerkennung durch die zuständige Berufsgenossenschaft finanziell entschädigt.

BKVO

Der berufsbedingte Wirbelsäulenschaden muß schwerwiegend sein. Das bedeutet, daß der Betroffene »zur Unterlassung der gefährdenden Tätigkeiten« durch seine Beschwerden »gezwungen« wird. Die Minderung der Erwerbsfähigkeit (MdE) wird dann in Graden angegeben und anhand dieser Zahl der Rentenanspruch berechnet.

Minderung der Erwerbsfähigkeit

## Die Arbeitsunfähigkeit

In unregelmäßigen Abständen setzt sich auf Bundesebene ein Ausschuß von Kassenärzten (Vertragsärzten) und Krankenkassen zusammen, um die Richtlinien über die Beurteilung der Arbeitsunfähigkeit (AU-Richtlinien) und die Maßnahmen zur stufenweisen Wiedereingliederung zu überarbeiten, eventuell auch zu ergänzen oder neu zu formulieren.

1995 stellte der Bundesverband der Betriebskrankenkassen bei seinen 3 Millionen Pflichtmitgliedern fest, daß Rückenerkrankungen wie schon in der vergangenen Zeit an 1. Stelle der Arbeitsunfähigkeitszeiten standen, häufiger im Bürobereich als an anderen Arbeitsplätzen.

Selbstkritisch sollte jeder Arzt prüfen, ob er nicht zu häufig Arbeitsunfähigkeit wegen Wirbelsäulenbeschwerden annimmt. Spätestens nach 2 Wochen Behandlung muß kontrolliert werden, ob der Patient nicht inzwischen wieder arbeitsfähig ist. Die heutigen Rehabilitationsmaßnahmen ermöglichen selbst nach Operationen im Wirbelsäulenbereich die Begrenzung der Arbeitsunfähigkeit auf 4 bis 6 Wochen.

## Unfallschaden und Wirbelsäule

Ein Unfall ist ein plötzliches, unbeabsichtigtes, von außen einwirkendes Ereignis. Es führt zur Schädigung des Organismus und kann Gesundheit und Leben gefährden.

Verkehrsunfälle

Die Unfälle, die von Geschädigten als Ursache ihres Bandscheibenschadens angegeben werden, sind meist keine Unfälle im wörtlichen

Sinn. So kann schon eine unglückliche Bewegung, auch wenn keine schweren Lasten gehoben oder getragen werden, einen Bandscheibenvorfall auslösen. Andererseits werden Menschen in schwerste Unfälle verwickelt, ohne daß es zu einem Bandscheibenvorfall kommt. In der privaten Unfallversicherung gelten auch Prellungen und Zerrungen der Wirbelsäule als Unfall.

Mit Erfahrung und Fingerspitzengefühl

Der medizinische Sachverständige fertigt das Gutachten aufgrund seiner medizinischen Erfahrung und mit dem nötigen Fingerspitzengefühl an. Wenn vor dem Unfall niemals Wirbelsäulenbeschwerden bestanden, kann der Begutachtete mit dem Begriff Vorschädigung durch Bandscheibendegeneration nichts anfangen. Erst recht versteht er nicht, daß nicht schon längst Beschwerden aufgetreten sind, wenn der Sachverständige alte Bandscheibenschäden feststellt. Besonders schwierig wird das Begutachtungsproblem beim sog. HWS-Schleudertrauma, das häufig gar keines ist.

## Die Wirbelsäulenkur

Erfolge, Kosten und Nutzen einer Kurmaßnahme im Sinne der Rehabilitation werden immer wieder neu überprüft. Unter Rehabilitation versteht man eine Zweckausrichtung zur Entwicklung, Erhaltung oder Wiederherstellung und Pflege der Fähigkeiten eines geschädigten Menschen, der wieder aktiv am gesellschaftlichen Leben teilnehmen soll. Dies gelingt bei 85% der Kurenden!

Und nur 15% der Rehabilitanden konnten nicht mehr wiederhergestellt werden, so daß eine Frühberentung anerkannt werden mußte. Mit Recht heißt es: »Kur geht vor Rente!«

Wer sich näher über Kurmaßnahmen durch die verschiedenen Versicherungsträger informieren möchte, sei an den Verband deutscher Rentenversicherungsträger, in dem Vertreter der Bundesversicherungsanstalt für Angestellte und aller Landesversicherungsanstalten sitzen, an das zuständige Arbeitsamt oder die Unfallversicherungsträger verwiesen.

# Literaturverzeichnis

*Asserehl, P.:* Über die Ausbildung und die diagnostischen und therapeutischen Methoden des Heilpraktikers. Inaugural-Disssertation, Philipps-Universität Marburg, Marburg 1968.

*Bäker, B.A.:* Die verrückte Bandscheibe. Ratgeber Ehrenwirth, 6. Auflage. Ehrenwirth Verlag, München 1994.

*Büttner-Janz, K.:* The Development of the Artificial Disc SB Charité. Hundley and Associates, Inc., Dallas/Texas 1989.

*Büttner-Janz, K., Schellnack, K.:* Bandscheibenendoprothetik – Entwicklung und gegenwärtiger Stand. In: Beiträge zur Orthopadie und Traumatologie, Heft 3, März 90, Band 37. Verlag Gesundheit, Berlin 1990.

Bundesarbeitsgemeinschaft für Rehabilitation: Die Rehabilitation Behinderter. Deutscher Ärzte-Verlag, Köln 1984.

*Engel, J.-M., Ströbel, G.:* Rheumatherapie. edition medizin, VCH Verlagsgesellschaft, Weinheim 1985.

*Fischer, H.:* Leitfaden der kriegschirurgischen Operationen. In: Bibliothek von Cober, Herausgeber O. Scherning, Band 5. Verlag A. Hirschwald, Berlin 1901.

*Gillert, O.:* Hydrotherapie und Balneotherapie in Theorie und Praxis. R. Pflaum Verlag, München 197[illegible].

*Gräfenstein, K.*, unter Mitarbeit von Altüs, R.E., Geidel, H., Nagel, W.D.: Allgemeine Rheumatologie. Aus: Klinische Rheumatologie. ecomed Verlagsgesellschaft, Landsberg 1994.

*Grandjean, E., Hünting, W.:* Sitzen Sie richtig? Bayer. Staatsministerium für Arbeit und Sozialordnung, München 1978.

*Grönemeyer, D., Seibel, R.M.M.:* Neue Verfahren der Therapie degenerativer Wirbelsäulenerkrankungen in der interventionellen Radiologie. In: Interventionelle Computertomographie. Ueberreuter Wissenschafts Verlag, Wien – Berlin 1989.

*Grossheim, E.L.:* Lehrbuch der operativen Chirurgie, 2. Theil. Verlag v. Th. Chr. Fr. Enslin, Berlin 1831.

Hoffmann-La Roche AG, Urban & Schwarzenberg (jetzt Urban & Fischer): Roche Lexikon Medizin, 4. Auflage. München – Wien – Baltimore 1998.

*Küster, E.:* Geschichte der neueren deutschen Chirurgie. In: Neue Deutsche Chirurgie, Herausgeber P. v. Bruns, 15. Band. Verlag v. F. Enke, Stuttgart 1915.

*Laabs, W.:* Kleiner Leitfaden zur Selbstbehandlung bei Rückenschmerzen. K. F. Haug Verlag, Heidelberg.

*Laux, H.E., Laux, H., Tode, A.:* Gewürzpflanzen. Franckh-Kosmos Verlags-GmbH, Stuttgart 1993.

*Leiber, B., Olbrich, G.:* Die klinischen Syndrome. Urban & Schwarzenberg, München 1957.

*Miehlke, K.* (Herausgeber): Wirkungsnachweis von Myotonolytika. Workshop Guernsey, Oktober 1988. F. K. Schattauer Verlag, Stuttgart 1989.

*Most, G.F.:* Encyklopädie der gesammten medicinischen und chirurgischen Praxis. Verlag F. A. Brockhaus, Leipzig 1837.

*Pahlow, M., Pahlow, U.:* Richtig würzen – gesünder leben. Hallwag Verlag, Bern – Stuttgart 1976.

*Pratzel, H.G.:* Die Iontophorese. Transcutan GmbH, München 1985.

*Pschyrembel. W., Bearbeiter Zink, C.:* Klinisches Wörterbuch. Verlag W. de Gruyter & Co., Berlin 1990.

*Reinhardt, B.:* Was in der Therapie von Rückenschmerzen möglich ist. In: Forschung und Praxis, Wissenschaftsjournal der Ärzte-Zeitung, Jahrgang 11, Nr. 142, 29. Mai 1992.

*Reisky, P.:* Arthrose richtig behandeln. Ratgeber Ehrenwirth. Ehrenwirth Verlag, München 1997.

*Reisky, P.:* Osteoporose. Ratgeber Kohlhammer. Verlag W. Kohlhammer, Stuttgart 1997.

Rote Liste Service GmbH Frankfurt/M. (Herausgeber). Rote Liste 1999. Edition Cantor Verlag, Aulendorf 1999.

*Roth, G.:* Neue Rezepte vom Wunderdoktor. C. Hanser Verlag, München 1959.

*Schmieden, Löeffler, Wullstein, Wilms* (Herausgeber): Chirurgie der Wirbelsäule. In: Lehrbuch der Chirurgie, 1. Band. Verlag G. Fischer, Jena 1918.

*Schmidt, R.F.:* Leben ohne Schmerz – die Wirklichkeit von morgen? In: Schmerz und Schmerztherapie. Bericht über den 33. Fortbildungskongreß der Landesärztekammer Hessen, Kassel, Oktober 1983. Akademie für ärztliche Fortbildung und Weiterbildung der Landesärztekammer Hessen, Bad Nauheim 1984.

*Streller, E.:* Wilhelm Conrad Röntgen, 1845 – 1923. H. Moos Verlag, München 1973.

*Toellner, R.:* Illustrierte Geschichte der Medizin, Band 4. Andreas und Andreas Verlagsanstalt, Vaduz 1992.

*Weiß, R.F.:* Lehrbuch der Phytotherapie, Hippokrates Verlag, Stuttgart 1974.

*Weiß, R.F.:* Moderne Pflanzenheilkunde. Kneipp-Velag, Bad Wörishofen 1991.

# Wichtige Adressen

Bundesverband der deutschen Rückenschulen (BdR) e. V., Rablstraße 45, 81669 München.

Deutsche Gesellschaft für Orthopädie und orthopädische Chirurgie, Dr. C. H. Ullrich, Karpendeller Weg 15, 40822 Mettmann.

Forum gesunder Rücken – Besser leben, Postfach 2568, Wiesbaden.

KISS = Kontakt- und Infostelle für Selbsthilfegruppen auf regionaler/lokaler Ebene. Adressen über Ärztekammer, Bürgermeisteramt, Gesundheitsamt, Krankenkassen.

NAKOS = Nationale Kontakt- und Infostelle zur Anregung und Unterstützung von Selbsthilfegruppen, Albrecht-Achilles-Straße 65, 10709 Berlin.